JUNGBLUT, Armlymphographie

Klinisch-experimentelle Studie zur Armlymphographie unter besonderer Berücksichtigung des Mamma-Karzinoms

von

R. JUNGBLUT
Privatdozent

Oberarzt am Institut und Klinik für Medizinische Strahlenkunde
der Universität Düsseldorf
Direktor: Prof. Dr. med. H. VIETEN

Mit 25 Abbildungen

1971
Walter de Gruyter · Berlin · New York

Gedruckt mit Unterstützung der Deutschen Forschungsgemeinschaft

Die Wiedergabe von Gebrauchsnamen, Handelsnamen, Warenbezeichnungen und dergleichen in diesem Buch berechtigt nicht zu der Annahme, daß solche Namen ohne weiteres von jedermann benutzt werden dürfen. Vielmehr handelt es sich häufig um gesetzlich geschützte, eingetragene Warenzeichen, auch wenn sie nicht eigens als solche gekennzeichnet sind.

ISBN 3 11 001677 X

Printed in Germany

Inhaltsübersicht

A. Einleitung

Die kaudale Lymphangiographie mit Darstellung der iliakalen und paraaortalen Lymphabflußgebiete hat in den letzten Jahren zunehmend an Bedeutung gewonnen. Sie ist in großen Kliniken bereits zu einer Routineuntersuchung geworden und gehört nach GREGL & Mitarb. (1967) zu den verläßlichsten Standardmethoden. Den Chirurgen, insbesondere den Gynäkologen setzt sie in hohem Maße in die Lage, die lymphatischen Metastasierungswege beurteilen und eventuell gezielt angehen zu können. Der Radiologe hat an Hand der Lymphangiographie die Möglichkeit, seinen Bestrahlungsplan festzulegen, und es ist bereits für manche Tumoren selbstverständlich geworden, die geometrische Dosisverteilung und auch die Höhe der einzustrahlenden Dosis am lymphographischen Bild zu orientieren. So werden bei Fehlen von mestatasenverdächtigen Veränderungen die iliakalen Lymphknoten bei Hodentumoren nur in einer Serie mit 3000 bzw. 4000 R Herd belastet, wogegen bei Nachweis von Metastasen sicher in zwei Serien 8000 R Herd eingestrahlt werden. Das bedeutet für den Patienten natürlich eine wesentlich höhere Strahlenbelastung.

Während über den Wert der kaudalen Lymphographie heute im wesentlichen nicht mehr diskutiert werden kann, ergeben sich für die Lymphangiographie des Armes mit Darstellung der Lymphgefäße und Lymphknoten im Achselhöhlenbereich sowie der Infra- und Supraklavikulargrube noch Fragen, die nicht eindeutig geklärt sind. Ein wesentlicher Grund für diese Tatsache liegt in der Schwierigkeit der Untersuchungsmethode. Die Lymphgefäße des Armes bzw. der Hand haben ein deutlich kleineres Kaliber. Die Zahl der Gefäße und damit ihre Einzelquerschnitte variieren stark, so daß es selbst dem mit dieser Untersuchung Vertrauten nicht immer gelingt, eine Nadel in das Gefäßlumen einzubringen. Außerdem schwankt die Darstellbarkeit einzelner Lymphknotengruppen stärker als in der paraaortalen und iliakalen Region. Die Lymphknoten liegen zum Teil zu Hauf und projizieren sich somit übereinander. Insgesamt scheint also die bindende Beurteilung der Lymphangiographie des Armes schwieriger. Die Armlymphographie ist jedoch besonders im Hinblick auf das Mamma-Karzinom von Interesse, da sich bei genügend sicherer Beurteilungsmöglichkeit für die Diagnostik, Therapie und Verlaufskontrolle für den Chirurgen und den Radiotherapeuten wichtige Kriterien ableiten ließen. Da die bisherigen Veröffentlichungen der Untersuchungsmethode teils Enthusiasmus, teils primär strikte Ablehnung entgegenbrachten, fehlt bis heute ein eindeutiges Ergebnis und damit ein überschaubares Bild über den Wert der Armlymphographie. Das war Veranlassung, die vorliegenden Untersuchungen anzustellen.

Neben der Frage, ob sich Metastasen des Mamma-Karzinoms in den darstellbaren Lymphabflußgebieten des Armes mit genügender Sicherheit nachweisen lassen, interessierte die Röntgenanatomie des Lymphgefäßsystems und das Bild bei Lymphödem mit Umgehungskreislauf bei sogenanntem Lymphblock in der Achselhöhle.

B. Material und Methode

Bei insgesamt 155 Patienten (151 Frauen und 4 Männer) wurden Armlymphographien angefertigt. Es handelte sich um 147 Patienten (unter ihnen 1 Mann), bei denen der dringende Verdacht auf ein Mamma-Karzinom vorlag bzw. bei denen eine Metastase nach zurückliegender Mamma-Amputation diskutiert werden mußte. Bei den restlichen 8 Untersuchungen bestanden Lymphknotenschwellungen unbekannter Genese bzw. unbekannter Ausdehnung (Lymphadenosen, Morbus Hodgkin, Spindelzellsarkomrezidiv) und einmal ein massives Armödem, dessen Genese geklärt werden sollte.

Es bewährte sich folgendes technisches Vorgehen, das kurz skizziert werden soll: Auf dem Handrücken wird subkutan in der zweiten Interdigitalfalte 0,3—0,5 ccm Patentblau 11 %ig fächerförmig injiziert. Der Farbstoff breitet sich langsam in der Haut bis auf einen gut fünfmarkstückgroßen Flecken aus. Nach 5—10 Min. sind in der Regel 2—4 blau angefärbte Lymphgefäße nach proximal ziehend in Höhe des Handgelenkes deutlich zu erkennnen.

Über ein möglichst weit radialwärts liegendes Gefäß wird unter sterilen Bedingungen in Lokalanaesthesie ein ca. 0,5 cm langer Querschnitt bis auf das Unterhautfettgewebe gelegt. Wegen späterer Narbenbildung ist der Schnitt in der Hautfalte auszuführen.

Als Lokalanaesthetikum wurde anfangs Novocain und später Scandicain (2 %) ohne Zusatz genommen, das eine wesentlich längere Wirkungsdauer aufwies, so daß sich bei der späteren Wundversorgung meist eine Nachinjektion erübrigte.

Fehlt eine sichtbare Anfärbung eines Lymphgefäßes, so wird der Schnitt unmittelbar ulnarwärts der Sehne des langen Daumenstreckers in der angegebenen Höhe gelegt. Nach Gewebskompression proximal der Wunde mittels eines Tupfers wird der Handrücken nach proximalwärts massiert. Dadurch füllen sich die im lockeren Bindegewebe liegenden Lymphgefäße prall und sind dadurch besser vom umgebenden Gewebe zu differenzieren. In Längsrichtung des Gefäßes erfolgt dann mit einer feinen Präparierungsschere und mit 2 feinen anatomischen Pinzetten seine Freilegung auf einer Strecke von ca. 1 cm. Nach proximal wird das Lymphgefäß mittels eines Haltefadens und eines Pflasters, das den Haltefaden auf der Haut festhält, fixiert und so aus dem Wundbett herausgehoben. Die Enden des Fadens schneidet man zur besseren Übersicht ab. Ein zweiter Faden wird danach mit einem noch weit offenen Knoten um das Lymphgefäß geschlungen und anschließend nach proximal über das Pflaster gelegt. Danach erfolgt die Punktion des Lymphgefäßes mit der gebräuchlichen, mit Mandrin versehenen Nadel nach Del Buono & Rüttimann (meist 40/100 mm). Die Kanüle wird zur besseren Führung an einer Moskitoklemme angeklemmt. Distal hebt man das Gefäß mit einer gebogenen Klemme über den Wundrand und kann auf diese Weise das pralle Gefäß straffen und entrieren. Eine Assistentin entfernt den Mandrin und knotet den vorbereiteten Faden über der Nadel. Der Haltefaden kann durchschnitten und die Nadel ans Injektionssystem mit dem Luer-Look-Ansatz angeschlossen und auf dem Handrücken mit Pflasterstreifen fixiert werden.

Das Injektionssystem besteht aus dem automatischen Injektor der Firma Mathys & Sohn, Zürich, einer 10 ccm fassenden Injektionsspritze mit Luer-Look-Ansatz, einem von der Spritze zum Nadelansatz reichenden Polyäthylenkatheter von ca. 20—30 cm Länge mit entsprechender Bewehrung und der Injektionsnadel mit Mandrin nach Del Buono & Rüttimann, wobei zumeist eine Nadel von 40/100 mm in die Lymphgefäße des Armes eingeführt werden kann.

Während der Injektion wird die Wunde mit antibiotikahaltigem Puder und steriler Gaze abgedeckt. Nach Beendigung der Injektion erfolgt die Wundversorgung.

Die Zeit vom Beginn der Präparation des Lymphgefäßes bis zur Injektion betrug bei den ersten Patienten durchschnittlich 40 Min., verringerte sich später auf 15 bis 20 Min. für jeden Patienten.

Als Kontrastmittel wurde bei sämtlichen Patienten Lipiodol-Ultrafluid genommen. Die Kontrastmittelmenge betrug durchschnittlich 4—4,5 ccm; die Injektionsgeschwindigkeit 0,1—0,15 ccm/Min., die Gesamtinjektionsdauer also 40—60 Min., abhängig vom intravasal auftretenden Druck bzw. Widerstand.

Bei 18 Patienten mißlang die Lymphographie. Von ihnen hatten fünf so feine Gefäße, daß eine Punktion nicht möglich war. Zweimal traten technische Fehler während der Injektion des Kontrastmittels auf. Zehnmal kam die Lymphographie wegen Mißgeschicks bei der Präparation oder Punktion des Gefäßes nicht zustande; einmal erfolgte wahrscheinlich eine intravenöse Kontrastmittelinjektion (4,5 ccm), die von der Patientin symptomlos vertragen wurde.

Nach Abschluß der Injektion wurden routinemäßig folgende Röntgenaufnahmen angefertigt:

a) Unterarm und distaler Oberarm in 2 Ebenen,
b) Schulter und Hals bis zur Körpermitte bei adduziertem Oberarm in anterio-posteriorer Projektion,
c) Schulter und Hals bis zur Körpermitte mit bis zur Schulterhöhe erhobenem Oberarm in anterio-posteriorer Projektion.

Die unter b) und c) angegebenen Aufnahmen wurden nach 24—48 Stunden wiederholt. Eine Kontrollaufnahme des Unterarms a) wurde nur bei Armschwellungen gemacht.

Auf diese Weise waren die Lymphgefäße des Unter- und Oberarms bis in die Achselhöhle hinein, zum Hals ziehend und evtl. an der Thoraxwand zu verfolgen. Bei den ersten Untersuchungen wurde der Arm in möglichst weit kopfwärts gehobener Stellung gerröngt. Diese Projektion erwies sich jedoch als ungünstig, da sie den Überblick über die anatomischen Verhältnisse kompliziert. Zudem erfolgt die Lagerung während der Operation zur Mamma-Amputation mit abgespreiztem Arm, so daß der Chirurg, der evtl. während der Operation bestimmte Lymphknoten nach dem Lymphogramm entfernen möchte, situationsgerechtere Aufnahmen vorfindet (Gregl & Mitarb., 1968).

Die Aufnahmen unmittelbar nach Injektionsende zeigen kontrastmittelgefüllte Lymphwege, die Aufnahmen werden daher kurz „Füllungsaufnahmen" genannt. Auf ihnen lassen sich bereits Lymphknoten erkennen; da die Lymphgefäße nach 24 Stunden im allgemeinen frei von Kontrastmittel sind und eine Speicherung in den Lymphknoten erfolgt ist, spricht man dann von „Speicheraufnahmen".

Komplikationen, die auf die Untersuchung oder das Kontrastmittel zurückzuführen wären, traten nicht auf. Praktisch bei allen Untersuchungen wurden Extravasate gefunden, die zum Teil im Bereich des Unterarms, zum Teil im Bereich des

Oberarms bzw. der Achselhöhle lagen. Obwohl diese Extravasate noch Wochen nach der Untersuchung nachzuweisen waren, traten Gewebsreizungen aufgrund der Extravasate nicht auf. Allergien gegen Farbstoff oder gegen das Kontrastmittel wurden ebenfalls nicht beobachtet.

Bei 36 Frauen wurden nach der Lymphographie und der Operation Röntgenbilder des exstirpierten Gewebes angefertigt. Das Gewebe einschließlich der amputierten Mamma lag dabei auf einer praktisch nicht schattengebenden Unterlage. Als Unterlage diente dünner Karton. Anfangs erfolgte eine Markierung des Gesamtpräparates durch kontrastgebende Zahlen, später wurde auf diese Maßnahmen verzichtet, da an Hand der charakteristischen Form des Gewebsmaterials eine Orientierung leicht möglich war. Die Pappdeckelunterlage erwies sich insofern noch als günstig, als sie die sich absondernde Gewebsflüssigkeit aufsaugte und dadurch das Gewebe fest fixierte. Nach Fertigstellung der Röntgenaufnahmen wurden an Hand des Röntgenbildes im allgemeinen drei Lymphknoten gezielt entnommen und gesondert bezeichnet dem Pathologen in Formalin (10 %ig) eingesandt. Zwei dieser Lymphknoten zeigten Kontrastmittelspeicherung, während ein Lymphknoten sicher kein Lipiodol-Ultrafluid aufgenommen hatte, also entweder nicht angeflossen oder nicht gefüllt worden war. Damit konnte ausgesagt werden, ob ein als metastasenverdächtig bezeichneter Lymphknoten eine Metastase enthielt, ob das unauffällige lymphographische Bild mit der Histologie übereinstimmte und ferner, — das erschien nicht minder wichtig — ob das injizierte Kontrastmittel sämtliche Lymphknoten der Achselhöhle erreichte. Der Nachweis von Metastasen in „leeren“ Lymphknoten wäre dabei ebenso bedeutungsvoll wie der Nachweis eines „leeren“ Knotens an sich. Im Falle einer Metastase im nicht schattengebenden Lymphknoten wird der Wert der Lymphographie betroffen; der Nachweis eines nicht gefüllten, gesunden Lymphknotens läßt darüber hinaus den Schluß zu, daß fehlende Lymphknotendarstellung nicht identisch ist mit Metastasennachweis.

Das zur histologischen Untersuchung entnommene Material wurde in Formalin fixiert, in Paraffin eingebettet und die Schnitte nach Hämatoxylin-Eosin und Elastica-van-Gieson-Färbung untersucht. Die feingewebliche Diagnostik erfolgte im Pathologischen Institut der Universität Düsseldorf, Direktor Prof. Dr. H. MEESSEN*.

*) An dieser Stelle möchte ich mich bei Herrn Prof. DR. H. MEESSEN für seine wohlwollende Unterstützung bedanken und insbesondere dafür, daß in seinem Institut die histologische Diagnostik durchgeführt werden konnte. Herr Oberarzt Priv.-Doz. Dr. K.H. BLESSING untersuchte die Lympknoten. Auch ihm sage ich hiermit meinen besten Dank.

C. Anatomie des Lymphgefäßsystems des Armes und seine Darstellbarkeit durch Lymphographie

Die Kenntnisse der Anatomie des Lymphgefäßsystems ist für die technische Durchführung der Untersuchung von Bedeutung und Grundlage für die Interpretation der Röntgenbefunde. Die Lymphographie ist an sich eine unphysiologische Methode, da das Kontrastmittel unter ungewöhnlich hohem Druck in ein Gefäß injiziert wird. Dennoch ergeben die erhaltenen Bilder einen guten Einblick in die variable Anatomie des Lymphgefäßsystems und insbesondere in den Lymphfluß.

Folgt man im wesentlichen der kurzen und prägnanten Beschreibung im Atlas Sobotta & Becher (1957), so werden eine oberflächliche und eine tiefe Lymphgefäßgruppe im Bereich des Armes unterschieden, wobei die oberflächliche gegenüber der tiefen überwiegt. Die oberflächlichen Gefäße liegen wie die Venen dicht auf der Gliedfasgie, folgen den Venen aber ebenso wenig wie den Nerven, sondern nehmen ihren eigenen Verlauf. Ihre Zahl ist auf der Streckseite von Hand und Unterarm kleiner. Der Verlauf der Gefäße im Bereich des Unterarmes ist im einzelnen von Sobotta & Becher nicht beschrieben. Die streckseitigen Gefäße des Oberarmes biegen palmarwärts um und gelangen so in die Achselhöhle. Insgesamt bestehen etwa 15 bis 20 Gefäßstämme, die annähernd parallel ohne nennenswerte Anastomosen in distoproximaler Richtung zum allergrößten Teil direkt in die Achselhöhlengegend ziehen. Nur ein kleiner Teil der oberflächlichen Lymphgefäße steht mit den kleinen kubitalen Lymphknoten in Verbindung.

Die tiefen Lymphgefäße des Armes begleiten die großen Gefäßstämme des Armes; sie sind weniger zahlreich und regelmäßig und stehen mit den oberflächlichen Vasa lymphatica in Verbindung. Erste Filterstation sind für einen Teil der Gefäße die tiefen Kubitallymphknoten. Die Mehrzahl zieht direkt zu den Achselhöhlenlymphknoten.

Die Zahl der Lymphknoten des Armes ist klein. Die Ellenbeugenlymphknoten liegen am weitesten distal. Dem Anatomen Bartels ist es trotz intensiver Erforschung des Lymphgefäßsystems niemals geglückt, im Bereiche des Unterarmes einen Lymphknoten darzustellen, wenn er auch die vereinzelten Beschreibungen anderer Autoren nicht in Zweifel zieht. Am Oberarm kommen einzelne kleine, tiefe Lymphknoten inkonstant vor. Die Achselhöhle enthält die Hauptmenge der Lymphknoten des Armes. Sie liegen — eingebettet in Fett — teilweise oberflächlich in der Umgebung der großen Achselhöhlengefäße; ein Teil findet sich in der unteren Schlüsselbeingrube. Neben den eigentlichen Achselhöhlenlymphknoten werden noch eine pektorale und eine subskapulare Lymphknotengruppe unterschieden, jedoch ist eine Trennung — das sei betont — schon anatomischerseits nicht immer möglich (Sobottta & Becher, Bartels).

Die axillären Lymphknoten nehmen als Vasa afferentia die Gefäße des Armes, der Schulter einschließlich der unteren Nackenpartie, die Gefäße der Brustwand und vor allem der Brustdrüse auf.

Die efferenten Lymphbahnen der Achsellymphknoten sammeln sich im Truncus subclavius, der rechts mit dem Truncus jugularis und Truncus bronchomediastinalis als Ductus lymphaticus dexter in die Vena subclavia mündet. Links erreicht der Truncus subclavius selbständig die Vena subclavia.

Zunächst sollen die Lymphgefäße und ihr Verlauf sowie ihre Darstellbarkeit besprochen werden. Die Trennung Gefäß—Knoten ist naturgemäß künstlich, sie fördert aber die Übersichtlichkeit. Außerdem bietet sie sich durch die gesonderte Anfertigung und Betrachtung von Füllungs- und Speicheraufnahmen an.

Vom Lymphgefäßsystem des Armes wird bei der Lymphangiographie nur ein kleiner Teil dargestellt (u. a. Toti & Mitarb., 1961, Galli & Mitarb., 1963). Eine Beschreibung der gesunden Lymphabflußverhältnisse der oberen Extremität geben im Überblick auch Jackobsson & Johansson (1959).

Die Kontrastmittelinjektion erfolgt bei der Armlymphographie in ein oberflächlich liegendes Gefäß. Nach der Injektion bleibt das Kontrastmittel auch in oberflächlich verlaufenden Bahnen, und es kommt erst im Achselhöhlenberich mit subfascialen, tiefer liegenden Bahnen in Verbindung. Dank der dichten Klappenfolge ist das Lymphgefäßsystem im allgemeinen ein Einbahnsystem. — Auf die besonderen Lymphabflußverhältnisse in der Achselhöhle wird später eingegangen. — Das ändert sich beim intravasalen Druckanstieg und daraus resultierender Gefäßdilatation, z. B. infolge lymphatischer Abflußbehinderung.

Nur einmal wurde eine Auffüllung von distal der Injektionsstelle gelegenen Lymphbahnen bei sonst intaktem Lymphgefäßsystem gesehen (**Abb. 1**). Ein Teil der lymphabführenden Gefäße entzieht sich durch seine tiefe Lage der Darstellung. Hinzu kommt, daß durch die Seitenzuordnung bei Injektion des Kontrastmittels in ein Gefäß des ulnaren Bündels im allgemeinen die Anfärbung im radialen Teil der Extremität unterbleibt.

Bei 131 von 155 Lymphangiographien der oberen Extremitäten konnte eine ungestörte Anatomie der Gefäße angenommen werden, da der Untersuchung weder Operationen noch Röntgenbestrahlung vorausgingen. Außerdem lag bei ihnen kein Umgehungskreislauf vor, wie er z. B. infolge einer massiven Metastasierung in die Achselhöhle anzutreffen ist.

Folgende Befunde waren zu erheben:

Bei der Injektion des Patentblau in das subkutane Gewebe des Handrückens ergab sich eine strenge Zuordnung der angefärbten Lymphgefäße zum Injektionsort. Ein Farbstoffdepot auf dem radialen Teil des Handrückens führte nie zur Anfärbung eines lunaren Lymphgefäßes. Anders bei Rückstauung der Lymphe, wie beim Lymphödem, wo sich der injizierte Farbstoff diffus auf den ganzen Handrücken verteilte. Die atypische Farbstoffausbreitung zeigte also geradezu einen pathologischen Prozeß an.

Der Verlauf der Lymphgefäße von Unter- und Oberarm wies eine große Variationsbreite auf, so daß die Beschreibung eines Gefäßverlaufes nur im schematischen Sinne möglich ist. Gewöhnlich teilte sich das punktierte Gefäß wenige Zentimeter proximal der Injektionsstelle. Nur selten, nämlich bei 131 Untersuchungen nur neunmal, erreichte ein Solitärgefäß den Ellenbogen und nur sechsmal die Achselhöhle (**Tab. 1**). Meistens passierten 2—6 Gefäße den Ellenbogen. Nur einmal waren in der Achselhöhle 11 bzw. 12 Gefäße zu erkennen. Der Grund für die kleine Zahl der Gefäße, die im Vergleich zur anatomischen Beschreibung bei Sobotta & Becher gefunden wurde, ist in der bereits erwähnten Zuordnung vom Injektionsort zu den lymphatischen Leitungsbahnen zu suchen, die unter physiologischen Bedingungen in etwa bis in die Achselhöhle hinein aufrechterhalten wird. Die Gefäße teilten sich regelmäßig; es ergaben sich auf diese Weise Verbindungen, die für einen Umgehungskreislauf bei Strömungsumkehr im Gefäß von großer Bedeutung sind. Nicht selten war zu beobachten, daß Gefäße sogar wieder kommunizierten, so daß „Gefäßinseln" entstanden. Einzelne Gefäße überkreuzten sich scheinbar in ihrem Verlauf. Die Vasa lymphatica eines Bündels stellten sich im proximalen Unter- und im Oberarmbereich z. T. fast parallel verlaufend dar.

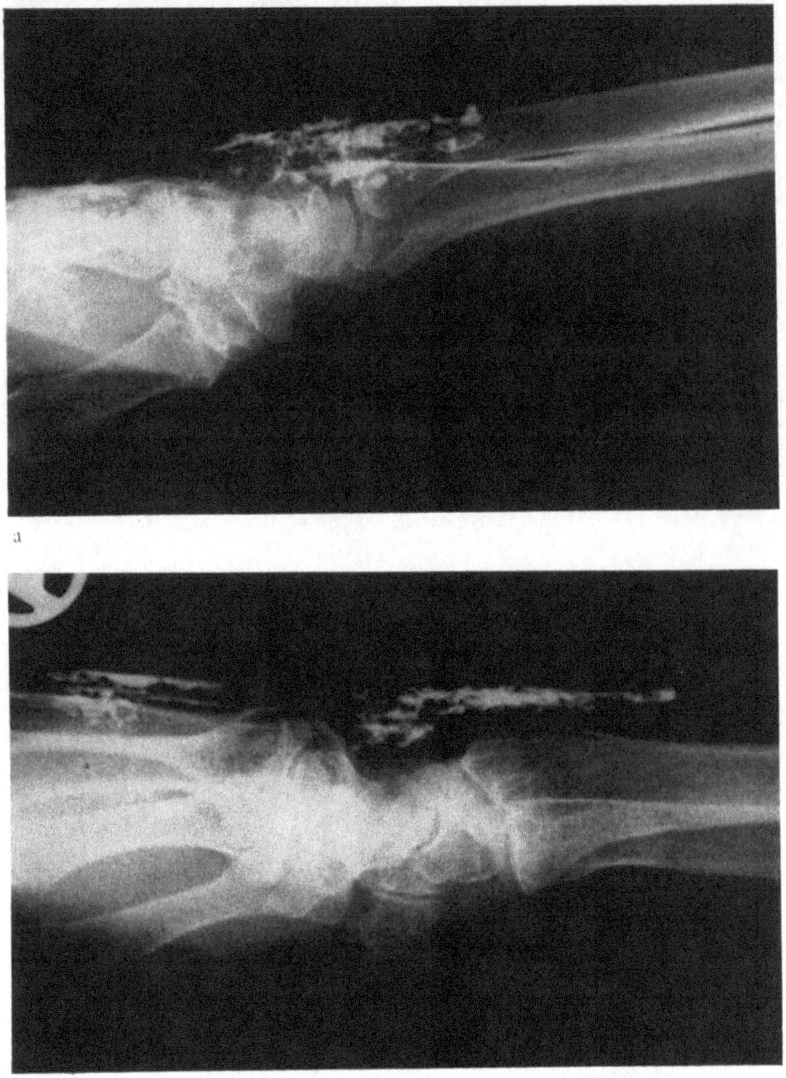

a

b

Abb. 1a u. b. A. B., geb. 18. 12. 1892, Nr. 1328/68.
Darstellung von Lymphgefäßen auf dem Handrücken distal der Injektionsstelle.

Tabelle 1. Anzahl der Lymphgefäße, die bei 131 Lymphograhpien in der Achselhöhle und in der Ellenbeuge beobachtet wurden

Anzahl der Gefäße	1	2	3	4	5	6	7	8	9	10	11	12
Ellenbeuge	9	22	28	22	16	14	7	5	4	2	1	1
Achselhöhle	6	32	26	27	20	11	5	—	3	1	—	—

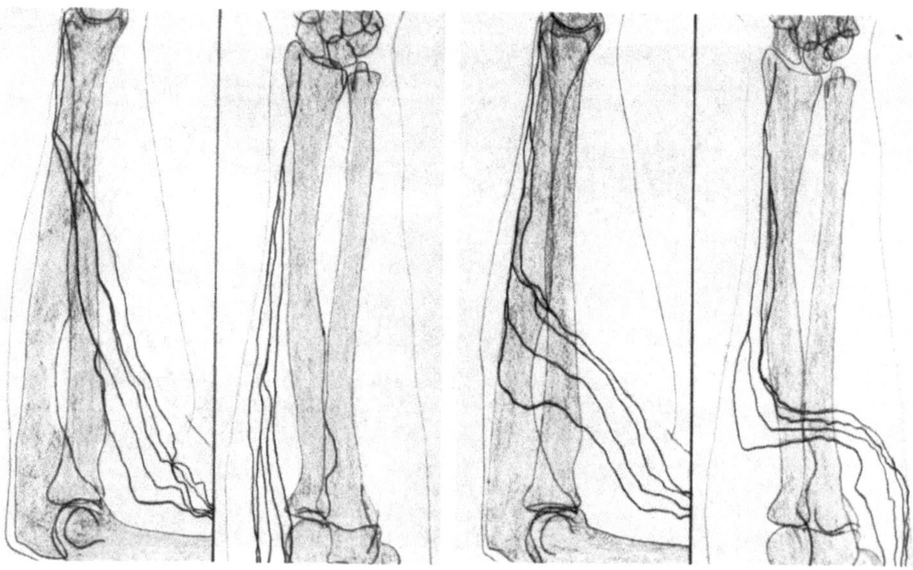

a b

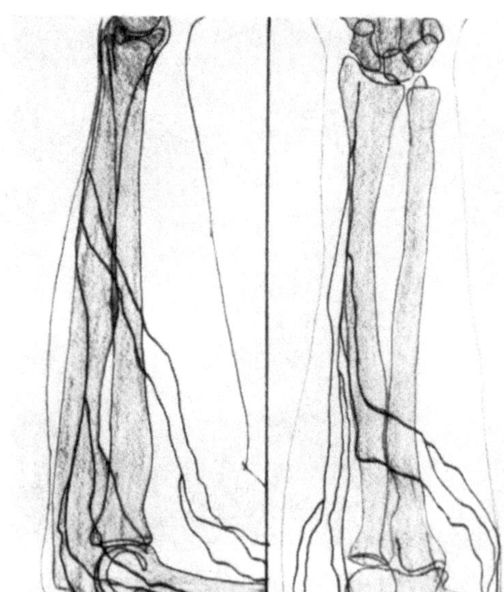

Abb. 2. Lymphgefäßverlaufstypen im Bereiche des Unterarmes.

a) 98 Patienten; b) 3 Patienten; c) 30 Patienten.

a) Die streckseitigen Gefäße oder Gefäßbündel verlaufen auf der Ulnar- oder Radialseite meist gestreckt z. T. auch unter Schlängelung proximalwärts. Die aufsteigenden Gefäße wenden sich im Oberarmbereich in sanftem Bogen auf die Volarseite, um in die Achselhöhle zu gelangen. Sie haben dabei in Höhe des Ellenbogens meist die Beugeseite erreicht und gelangen sich in sanftem Bogen nähernd und auf der Volarseite nach ulnar aufsteigend gemeinsam zur Achselhöhle. Die Gefäße ziehen also in einem mehr oder minder spiralförmig ausgebildeten Bogen proximalwärts.

b) Die Gefäße der Radialseite machen unvermittelt, weiterhin im Bündel ihre „Parallelität" wahrend, kurz vor dem Passieren der Ellenbeuge eine fast 90° erreichende Wendung nach ulnar- und volarwärts und ziehen auf der Gegenseite an der Ellenbeuge schon auf der Beugeseite verlaufend vorbei.

c) Das radiale Bündel teilt sich im proximalen Drittel des Unterarms. Ein Teil der Gefäße geht, wie unter a) beschrieben, proximalwärts, der andere wendet sich nach ulnar-volarwärts in einer Wendung, die meist jedoch nicht abrupt vollzogen wird, wie unter b) beschrieben wurde. Die Ellenbeuge bzw. das Ellenbogengelenk wird meist ausgespart.

Abbildung 2 zeigt die beschriebenen Gefäße im Schema und gibt ihre Häufigkeit im eigenen Krankengut an.

Einen „kleinwelligen", unregelmäßigen Verlauf der Lymphgefäße des Unterarms zeigen die **Abbildungen 3a u. b.**

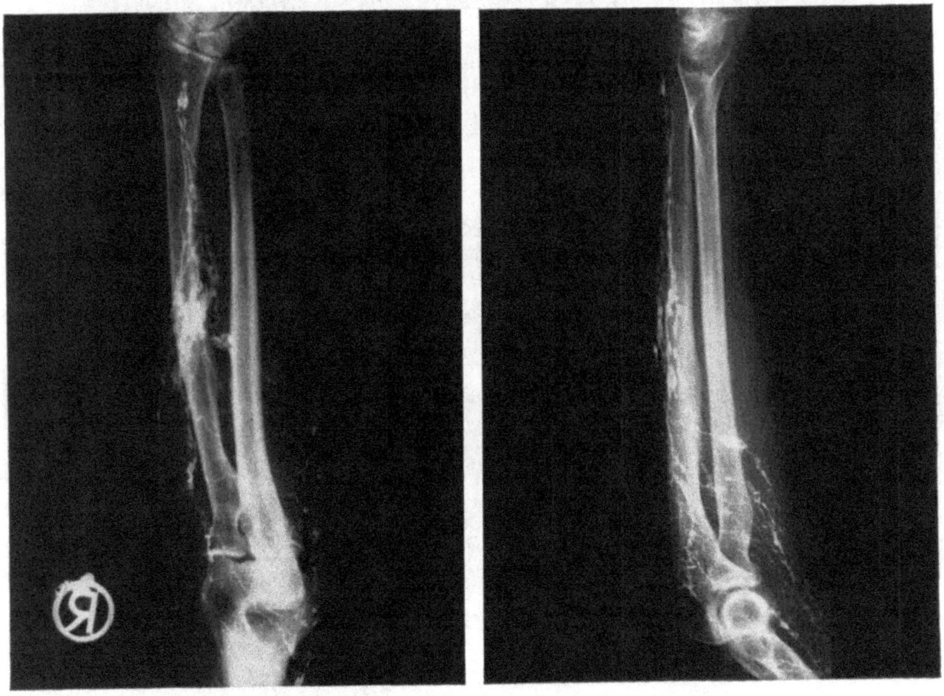

a b

Abb. 3a u. b. K.H., geb. 13. 4. 1906, Nr. 11290/67.

Lymphgefäßdarstellung im Bereiche des Unterarmes nach Kontrastmittelinjektion in ein radial gelegenes Gefäß. Die Lymphgefäße zeigen einen „klein-welligen" Verlauf und passieren den Ellenbogen nach Aufteilung des Gefäßbündels ulnar- und radialwärts.

Die Lageänderung der Lymphgefäße durch Stellungsänderung der Extremität ist überraschend groß. Die **Abbildung 4** zeigt, wie das ulnare Gefäßbündel einen scheinbar radialwärts gerichteten Bogen macht. Dieser Bogen kommt jedoch dadurch

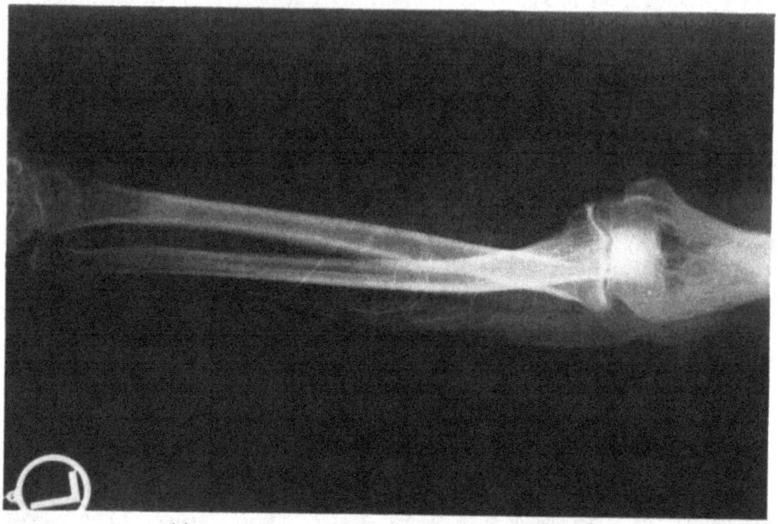

Abb. 4. H. E., geb. 1. 4. 1899, Nr. 3867/68.
Röntgenaufnahme des Unterarmes in Pronationsstellung unmittelbar nach Kontrastmittelinjektion. Die Lymphgefäße machen im proximalen Unterarmbereich scheinbar eine Wendung auf die Radialseite.

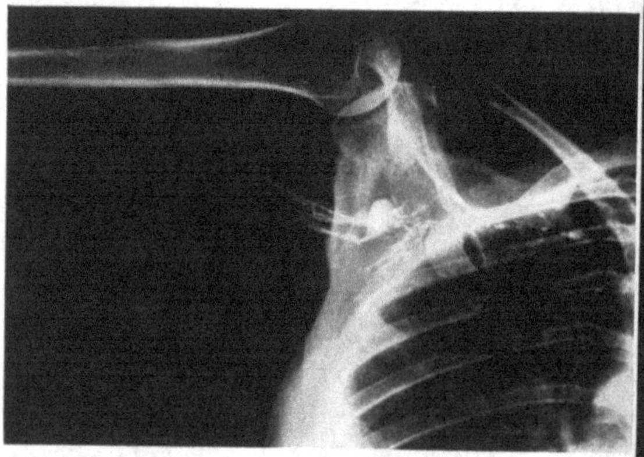

a

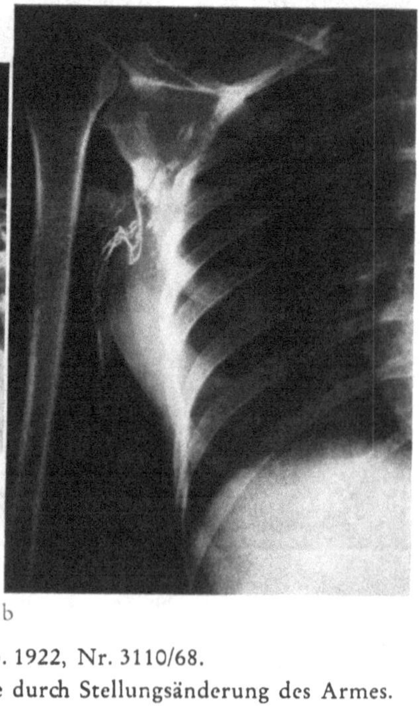

b

Abb. 5 a u. b. Sch. Th., geb. 16. 3. 1922, Nr. 3110/68.
Lageänderung der Lymphgefäße in der Achselhöhle durch Stellungsänderung des Armes.

zustande, daß die Aufnahme in Pronationsstellung des Unterarms gemacht wurde. Die **Abbildungen 5a u. b** zeigen die Variabilität in der Achselhöhle durch Stellungsänderung des Oberarms.

Im Oberarmbereich gelang 15mal die Darstellung einer sogenannten cephalischen Lymphbahn, die mit der V. cephalica oberhalb der Achselhöhle z. T. mit zwischengeschalteten Filterstationen (**Abb. 6**) die infraklavikulären Lymphknoten lateral erreicht. BARTELS beschreibt dieses Gefäß als konstant vorkommend; im lymphographischen Bild ist es aber inkonstant und eher als Variante zu betrachten, da es selbst bei maximaler Abflußbehinderung mit Ausbildung eines Umgehungskreislaufes, einem Lymphödem, unter 15 Fällen nur 3mal vorkam; eine Situation, bei der jede Möglichkeit eines Umgehungskreislaufes genutzt wird. Die zephalische Lymphbahn ist für die Ausbildung eines Umgehungskreislaufes von Bedeutung. Sie trägt, falls vorhanden, nach radikaler Mamma-Amputation und Ausräumung der Achselhöhle wesentlich zur Funktion des Lymphkreislaufes bei, da sie außerhalb des Operationsbereiches liegt.

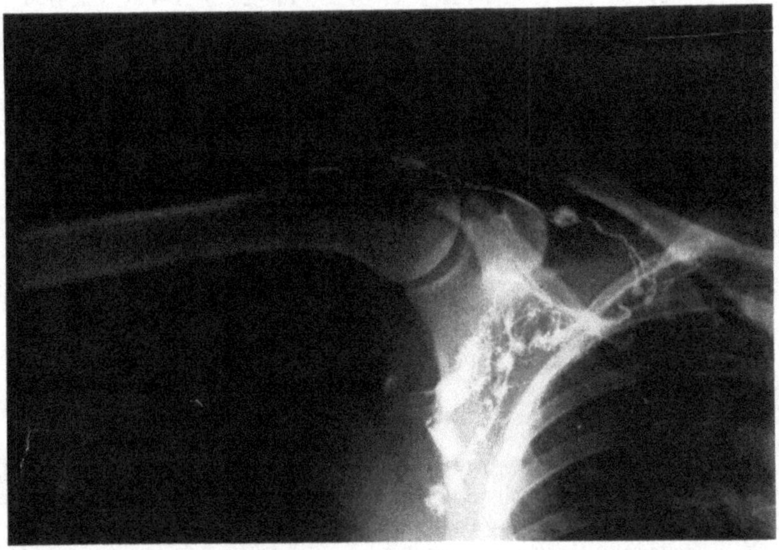

Abb. 6. A. J., geb. 28. 3. 1936, Nr. 12679/67.
Darstellung einer zephalischen Lymphbahn, wie sie insgesamt 15mal zur Darstellung kam. Das Gefäß verläuft im Bereich des proximalen Oberarms gedoppelt.

Nun zu den Lymphknoten des Armes und der Achselhöhle, wie sie sich im Lymphogramm darstellten.

Lymphknoten des Armes waren nur vereinzelt zu erkennen. Bei den eigenen 155 Lymphographien konnten 31mal suprakondyläre Lymphknoten gesehen werden, 27mal bei ungestörtem Lymphabfluß und 4mal bei Vorliegen einer Abflußbehinderung im Sinne eines Lymphödems, die eine Stromumkehr verursachte.

Die Gesamtzahl der Lymphknoten in der Achselhöhle ist sehr variabel. Nach JOSSIFOW sind es 5—50 Knoten, meistens 16—18. BARTELS (1909) zitiert FROHSE, der zwischen 8 und 43 Einzeldrüsen präparieren konnte, K. BAYER, der bei pathologischen Prozessen 25—43 fand und POIPIER mit der Beschreibung von maximal 50 Lymphknoten. Ihre Größe reicht beim Gesunden vom Reiskorn bis zur Haselnuß. Die erbs- bis bohnengroßen Nodulae herrschen jedoch vor. BOBBIO & Mitarb. (1962) stellten bei ausgewählten Fällen (!) lymphographisch 20 bis 40 Knoten dar, im Durchschnitt 21 bis 27.

Für die Bewertung der Achselhöhlenlymphknoten eigneten sich von den 155 untersuchten Patienten nur die 48 Gesunden, bei denen sicher kein Lymphknotenausfall durch Metastasierung möglich war und die 46 Patienten mit Mamma-Karzinom, bei denen histologisch keine Metastase in der Achselhöhle gefunden wurde. Es handelte sich also insgesamt um 94 Patienten (**Tab. 2**).

Tabelle 2. Anzahl der durch Armlymphographie dargestellten Lymphknoten in der Achselhöhle, der Supra- und Infraklavikulargrube bei insgesamt 94 Patienten

Anzahl der dargestellten Lymphknoten

	0		1—5		6—10		11—15		16—20		21—25		26—30		31—35	
	a	b	a	b	a	b	a	b	a	b	a	b	a	b	a	b
Achselhöhle	0	2	0	8	14	13	11	12	8	6	4	6	4	—	6	—
Sa.		2		8		27		23		14		10		4		6
Infraklavikular-grube	4	7	15	22	26	11	3	4	—	2	—	—	—	—	—	—
A.		11		37		37		7		2		—		—		—
Supraklavikular-grube	26	27	15	14	6	3	1	2	—	—	—	—	—	—	—	—
Sa.		53		29		9		3		—		—		—		—

a = Patienten ohne Mammakarzinom.
b = Patienten mit Mammakarzinom ohne histologisch nachweisbare Metastasen in der Achselhöhle.

Diese 94 Untersuchungen erbrachten, was die Zahl und die Lage der Achselhöhlenlymphknoten anbelangt, deutlich voneinander abweichende Bilder, obwohl bei sämtlichen Untersuchungen die gleiche Technik angewandt wurde und das Kontrastmittelangebot — zu erkennen an den Füllungsbildern — in der Achselhöhle genügend groß war. Die Lagebestimmung einzelner Knoten und eine besondere Benennung wird damit schwer, was unter anderem auch GALLI & Mitarb. (1963) bestätigten, zumal von Anatomen Gruppen von 2—3 Lymphknoten besonders benannt werden. Hinzu kommt, daß die räumlich angeordneten Lymphknoten sich auf der Röntgenaufnahme auf eine Ebene projizieren. Die unterschiedlichen Gruppierungen und Benennungen einzelner Lymphknoten, wie sie bei BARTELS, BRAUS-ELZE u. SOBOTTA-BECHER gefunden werden, sprechen für die gleichen Schwierigkeiten beim Anatomen. Dennoch wurde der Versuch unternommen, die Lymphknoten der Achselhöhle im eigenen Material einer anatomischen Gruppe zuzuordnen. Als Vorlage diente das „Lehrbuch der Anatomie“ von BRAUS- ELZE (1960), in dem 5 Gruppen von Achsellymphknoten unterschieden werden: Lnn. axillares centrales, Lnn. axillares laterales, Lnn. axillares pectorales, Lnn. axillares subscapulares und Lnn. axillares apicales (infraclaviculares). Wie oft sich diese Lymphknotengruppen auf den eigenen Röntgenbildern bestimmen ließen geht aus **Abbildung 7** hervor.

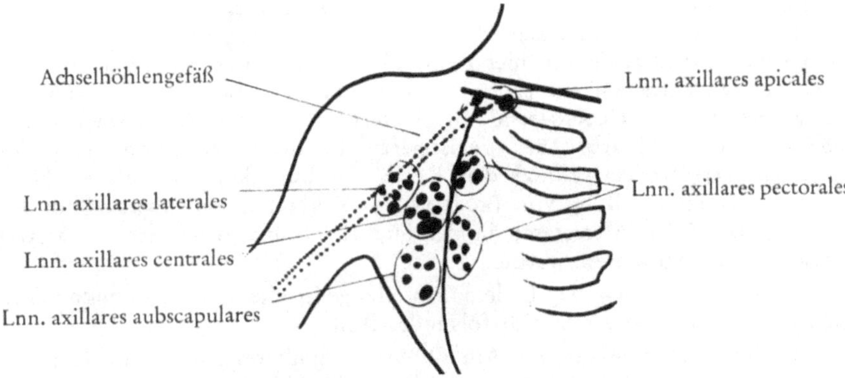

Abb. 7. Schematische Darstellung der Lymphknotengruppen in der Achselhöhle mit den Angaben über die Häufigkeit ihrer Darstellung (94 Patienten).

Lnn. ax. lat.	88 Patienten
Lnn. ax. centr.	90 Patienten
Lnn. ax. apical	83 Patienten
Lnn. ax. subscap.	16 Patienten
Lnn. ax. pect.	12 Patienten

Der Lymphfluß erfolgt beim Gesunden folgendermaßen: Das in den Lymphgefäßen des Armes aufsteigende Kontrastmittel erreicht erst die Lnn. laterales (de Roo, 1964). Vereinzelt gelangen Gefäße ohne Zwischenstation direkt zu den Lnn. axillares centrales bzw. sogar zu den Lnn. axillares apicales.

Die Lnn. axillares pectorales werden von der Lymphe der Mamma und der Oberbauchregion angeflossen. Unter ihnen sind die Knoten nach Sorgius besonders bezeichnet. Die Lnn. axillares subscapulares erhalten die Lymphe von der Schulter- und Rückenpartie und geben sie nach ventral an die zentralen Achsellymphknoten weiter. Der Lymphfluß der Mamma, des Oberbauches, des Armes und des Rückens scheint sich damit fächerförmig auf die zentralen Lymphknoten in der Achselhöhle zu bewegen. Die Lymphographie des Armes zeigt jedoch bemerkenswerterweise Darstellungen sowohl subskapularer als auch pektoraler Lymphknoten. Das beweist, daß in der axillären Region eine Stromumkehr des Lymphflusses möglich ist. Unter welchen Bedingungen sie eintritt, läßt sich an Hand der Lymphographien nicht erklären; nicht ausschließen kann man, daß es sich dabei um physiologische Verhältnisse handelt. Eine Blockierung des Lymphstromes im axillären Bereich schließen die angefertigten Röntgenbilder nach Kontrastmittelinjektion aus. Außerdem handelte es sich um Kranke ohne histologischen Nachweis von Achsellymphknotenmetastasen bzw. um solche Patienten, bei denen der Mamma-Tumor gutartigen Charakters war. Ob der erhöhte Injektionsdruck ursächlich für die regionäre Stromumkehr verantwortlich ist, läßt sich nur vermuten.

Für klinische Zwecke erschien es besser, eine zwar gröbere, jedoch übersehbare und für klinische Entscheidungen und Beobachtungen zweckmäßigere Einteilung zu wählen und zwischen den eigentlichen axillären, den infraklavikulären und den supraklavikulären Lymphdrüsen zu unterscheiden — wohl wissend, daß die supraklavikulären Drüsen nicht zu den Achsellymphknoten gehören. Sie sind jedoch im

Hinblick auf das untersuchte Krankengut mit Mamma-Karzinomen von erheblicher Bedeutung. Die Darstellbarkeit dieser Lymphknotenregionen durch Armlymphographie wäre wichtig, da sich hier Lymphdrüsenmetastasen relativ häufig finden. So hatten bei 922 Patienten mit einem Mamma-Karzinom bei DEVITT (1965) 305 axilläre Metastasen. Bei DONEGAN & Mitarbeitern (1966) von 704 Patienten insgesamt 56,5 %; TÖRÖK & Mitarb. (1880) registrierten bei der Sektion von 366 an Mamma-Karzinom Verstorbenen 15mal den Befall der Supraklavikulargrube. Nach einer Literaturzusammenstellung von JACKSON (1966) konnten postoperative in 8—24 %, im Mittel in 15 %, Metastasen in der Supraklavikulargrube der erkrankten Seite histologisch nachgewiesen werden.

Legt man die oben begründete Einteilung in die drei Lymphknotenregionen (**Tab. 2**) zugrunde, so ergibt sich folgendes Bild:

Nur einmal färbten sich die Achselhöhlenlymphknoten nicht an, da das gesamte Kontrastmittel über die zephalische Bahn abfloß (**Abb. 8**).

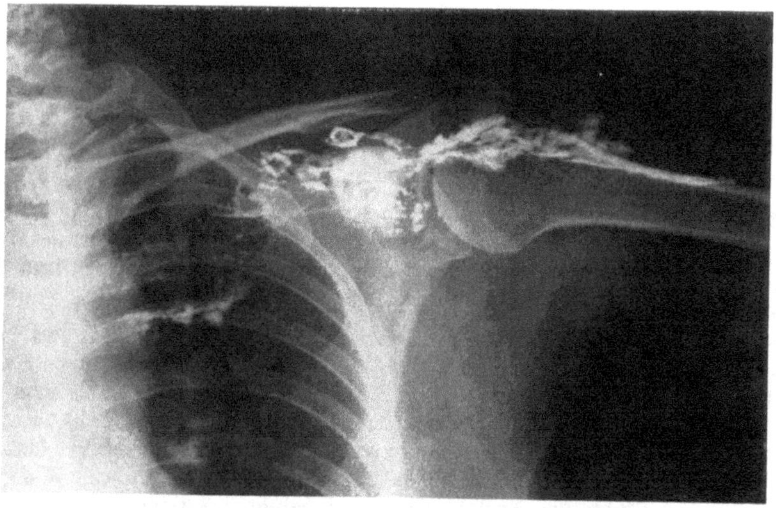

Abb. 8. J. H., geb. 17. 8. 1906, Nr. 4209/68.
Lymphbahnen und -knoten der Achselhöhle haben sich nicht dargestellt. Das gesamte Kontrastmittel erreichte die Infraklavikulargrube über die zephalische Lymphbahn. Es bestehen ausgedehnte Extravasate nach Lymphgefäßruptur.

Einmal war keine Lymphknotenfüllung trotz guten Kontrastmittelangebots zu erkennen (**Abb. 9**). Warum sich die Achselhöhlenlymphknoten nicht darstellten, ist nicht zu erklären, zumal in der Achselhöhle kein metastatischer Prozeß vorlag. Die Zahl von 8 Patienten mit nur 1—5 Lymphknoten ohne nachweisbare Metastasen gibt weiterhin zu denken. Meist stellten sich 6 bis 15 Lymphknoten dar. Mehr als 35 Lymphknoten konnten nicht gezählt werden. Die Streuungsbreite ist also erheblich.

Infraklavikulär ließen sich 11mal keine Lymphknoten nachweisen. Mehr als 10 Lymphknoten waren selten. Sie wurden bei 94 Untersuchungen nur 9mal gezählt.

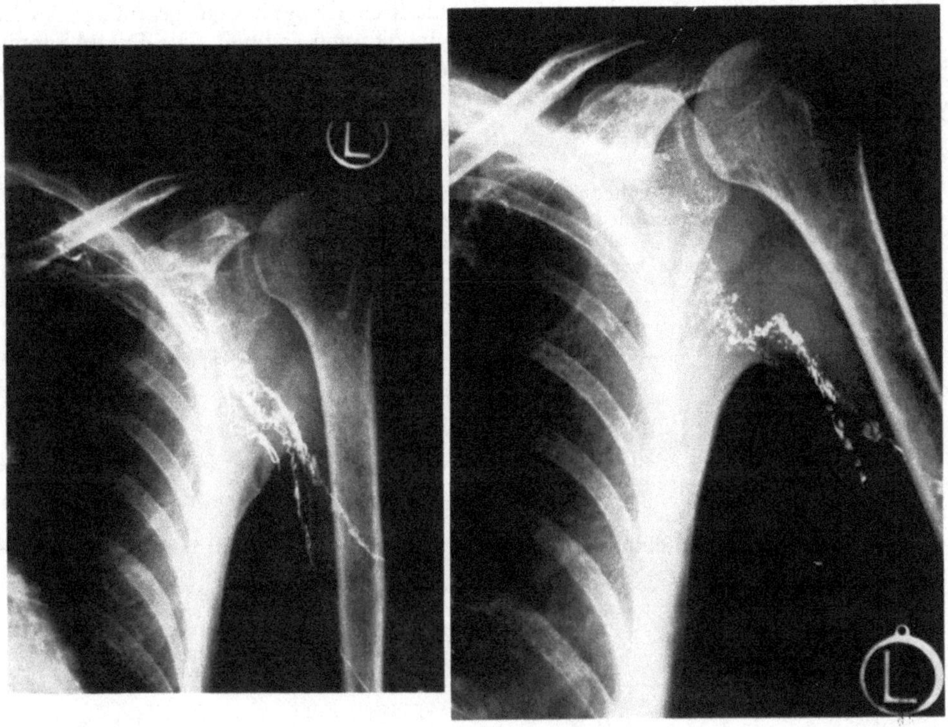

a b

Abb. 9a u. b. K. M., geb. 9. 5. 1917, Nr. 9517/67.

Trotz guten Kontrastmittelangebotes kam es bei der gesunden Frau nicht zur Anfärbung von Lymphknoten in der Achselhöhle. Falsch positiv bewertet.

Histologisch: Keine Metastasen; *röntgenologisch:* Metastasen vermutet.

Die Darstellung der supraklavikulären Lymphdrüsen gelang vom Arm aus nur sporadisch, wenn man bedenkt, daß 53mal ein Lymphknotennachweis fehlte und bis zu 5 Knoten noch dazu in 29 Fällen gezählt wurden.

Die Darstellung der Achselhöhlenlymphknoten und der Nodulae der Supra- und Infraklavikularregion zeigt in der Zahl und in der Größe erhebliche Abweichungen. Es kommt die Frage auf, ob nicht die einfache Austastung der Achselhöhle und der Schlüsselbeingruben zur Befunderhebung und Erkennung von Metastasen genügt. Aus diesem Grunde wurden sämtliche Patienten vor der Lymphographie eingehend klinisch untersucht und der Tastbefund festgelegt. Nimmt man zu diesem Vergleich die Frauen mit einem Lymphödem des Armes aus und auch solche, deren Achselhöhle bereits vor der Lymphographie chirurgisch ausgeräumt wurde, so ergibt sich bei 131 Patienten folgendes Bild (**Tab. 3 und 4**): Die Zahl der in der Achselhöhle tastbaren Lymphknoten ist klein. In der Achselhöhle tastet man bei 131 Frauen in fast der Hälfte aller Fälle keine oder nur einen Lymphknoten. Supraklavikulär war das Ergebnis noch schlechter, da sich nur bei einem Fünftel mehr als 1 Lymphknoten tasten ließ. Infraklavikulär eine Drüse tasten zu können, war geradezu selten. Nur bei 17 Patienten waren 1—2 Lymphknoten zu palpieren. Stellt man diesen Ergebnissen die Zahlen der durch Lymphographie dargestellten Lymphknoten gegenüber, so ist man über die geringe Zahl der tastbaren Lymphknoten erstaunt. Die Lymphknoten müssen schon eine bestimmte Größe und Konsistenz erreichen, bevor sie ertastet werden können. Bei der Lymphographie werden Knoten von Reiskorn- bis Erbsgröße erfaßt.

Tabelle 3. Anzahl der klinisch durch Palpation erfaßbaren Lymphknoten (131 Patienten) bei röntgenologisch nachgewiesenem suffizientem Lymphabfluß

Anzahl der tastbaren Lymphknoten

	0	1	2	3	4	Sa.
Achselhöhle	33	33	28	18	19	131
Infraklavikulargrube	114	12	5	—	—	131
Supraklavikulargrube	83	27	17	3	1	131

Tabelle 4. Zahl der Lymphknoten, die sich bei 131 Patienten mit ungestörten Lymphabflußverhältnissen darstellte

Anzahl der dargestellten Lymphknoten

	0	1—5	6—10	11—15	16—20	21—25	26—30	31—35
Achselhöhle	1	10	42	36	17	12	7	6
Infraklavikulargrube	12	56	52	9	2	—	—	—
Supraklavikulargrube	76	38	13	3	1	—	—	—

Zum Abschluß dieses Kapitels werden noch einige Befunde besprochen, die bei der Armlymphographie auffielen.

Die Lymphgefäße der Axilla bilden gewöhnlich im Lymphogramm eine Art unregelmäßiges, natürlich mehrdimensionales „Maschenwerk“, in dessen Kreuzpunkten die Lymphknoten liegen **(Abb. 10)**. Die Knoten stehen auf diese Weise miteinander in Verbindung und bei Abflußbehinderungen sind leicht Umgehungen möglich. Abweichend von dieser Maschenstruktur stellten sich 2mal bei gesunden Frauen dichte Gefäßknäuel mit intakten Einzelgefäßen dar; im Bereich dieses Knäuel färbten sich später Lymphknoten an **(Abb. 11)**.

Zwei weitere Phänomene sind insofern von Bedeutung, als sie zu Fehlschlüssen Anlaß geben können. Es handelt sich einmal um intrakutan gelegene, flächenhafte, umschriebene, bis handtellergroße „Lymphgefäßhyperplasien“ und zum anderen um Verlaufsdarstellungen von Venen.

Die „Lymphgefäßhyperplasien“ färben sich schon nach Injektion von Patentblau auf der Haut in voller Größe und für das Auge sichtbar an. Die Haut selbst zeigt makroskopische Veränderungen. Die Patienten geben an, nie eine Besonderheit bemerkt zu haben. Ein Unfallereignis diese Region betreffend wird verneint. Nach Kontrastmittelinjektion erkennt man im Röntgenbild **(Abb. 12)** intracutan ein dichtes Lymphgefäßnetz mit feinsten Gefäßen, die zum Teil durch den hohen Injektions-

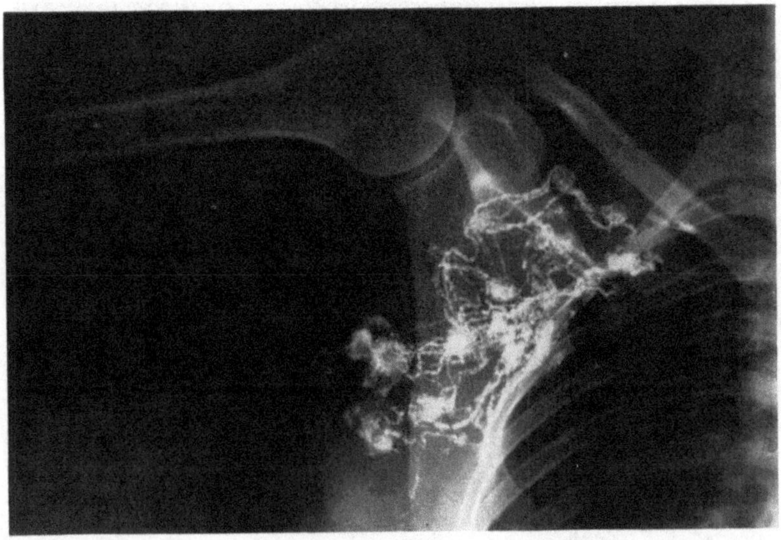

a

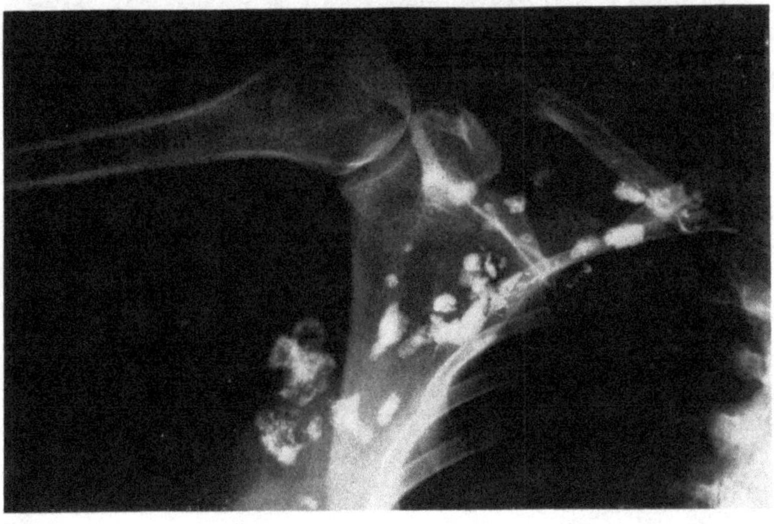

b

Abb. 10a u. b. L. W., geb. 11. 4. 1930, Nr. 11583/67.
Übliche Darstellung der Achselhöhlengefäße und -knoten. Die Lymphknoten stellen sich in den Kreuzpunkten des Maschenwerkes der Lymphgefäße dar.

druck geplatzt sind. Aus diesem Gefäßnetz führen atypisch verlaufende Bahnen das Kontrastmittel ab, wobei sich mehr efferente als afferente Bahnen zählen lassen. Zu betonen ist, daß die Patienten völlig gesund waren; insbesondere hatten sie keine Extremitätenschwellungen. Die Veränderungen können nicht als Zeichen eines Lymph-

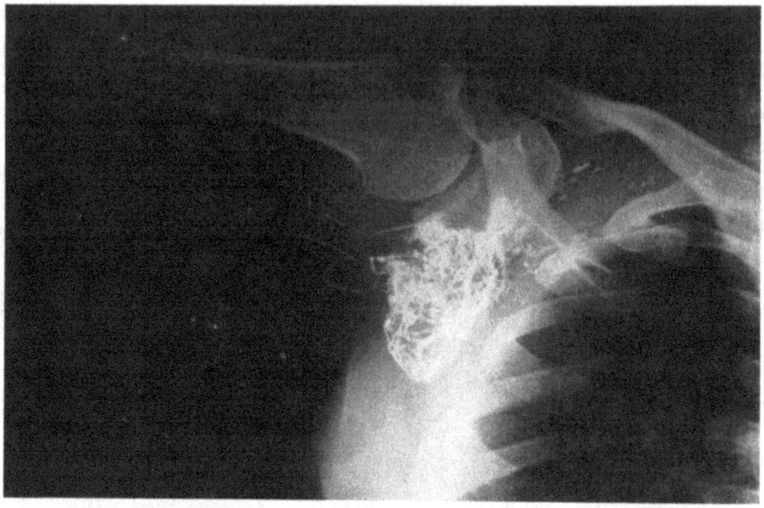

a

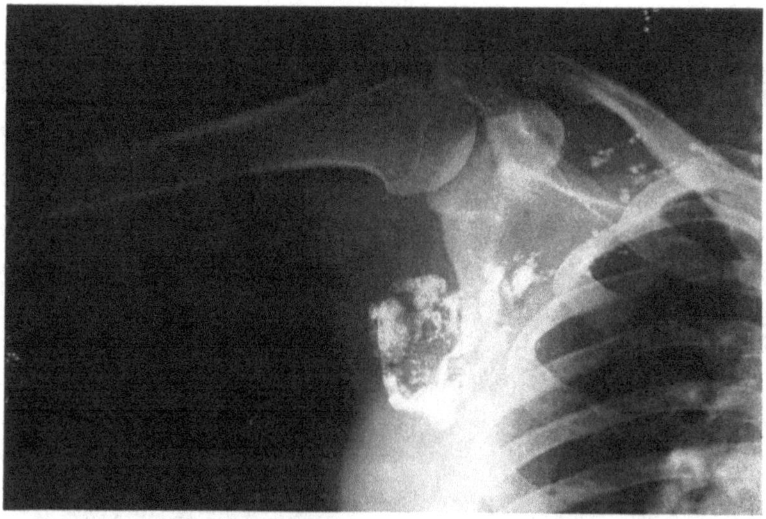

b

Abb. 11a u. b. B. A., geb. 25. 3. 1937, Nr. 5395/68.
Darstellung der Achselhöhlengefäße und -knoten in Form eines Knäuels.

ödems gewertet werden. Von TAENZER & VESSAL (1968) wurden bei Lymphödemen schwammartig angeordnete Lymphgefäße auf dem Fußrücken beschrieben. Um solche handelt es sich hier offensichtlich nicht, da sämtliche Symptome fehlen, die für eine Erkrankung sprechen. Es scheint sich um eine Gefäßanomalie zu handeln im Sinne von Gefäßhyperplasien, denen kein behandlungsbedürftiger Krankheitswert zukommt. Die beschriebenen Lymphgefäßveränderungen wurden insgesamt 2mal beobachtet.

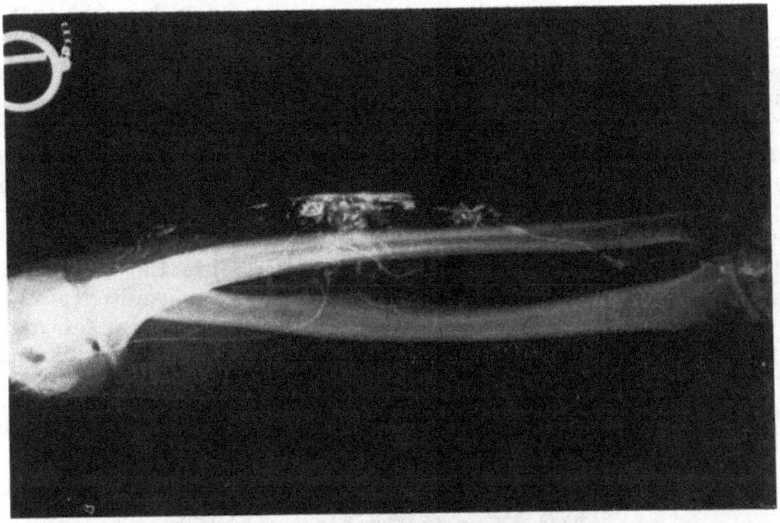

a

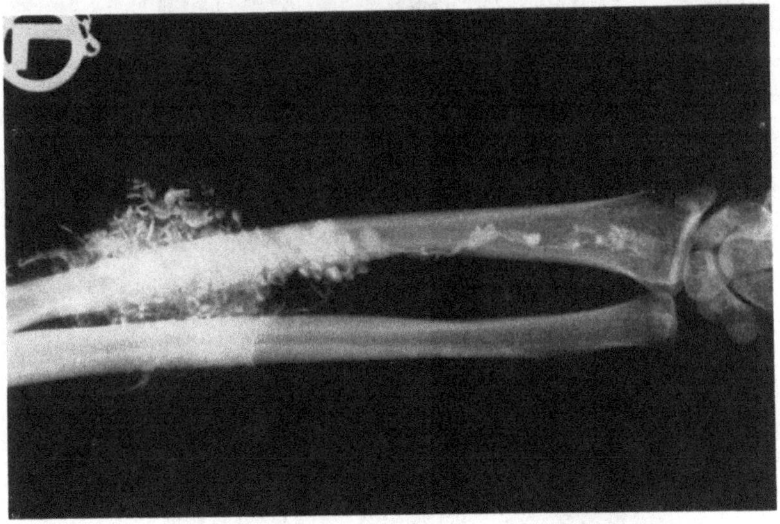

b

Abb. 12a u. b. B. G., geb. 7. 3. 1912, Nr. 4346/67.

„Lymphektasien" im Bereich des Unterarmes bei einer gesunden Frau. Ein Unfallereignis war nicht bekannt. Eine Abflußbehinderung des Kontrastmittels in der Achselhöhle lag nicht vor.

a) Aufnahme unmittelbar nach Injektionsende; b) Aufnahme nach 24 Stunden. Kontrastmittelextravasate im „Extasiebereich". Die Extravasate geben die Ausdehnung der Veränderung an.

Als weiteres Phänomen stellten sich 7mal „Venenumrisse“ dar (**Abb. 13**), davon 2mal bei einer Lymphstauung. Das Kontrastmittel folgt den Venen mehrere Zentimeter, wobei die Venen einen von den Lymphgefäßen unabhängigen Verlauf nehmen! In welchen Schichten das Kontrastmittel vordrang, ließ sich anhand der Aufnahmen nicht feststellen. Am ehesten ist das perivenöse Gewebe in der Lage, das nach Ruptur aus dem Lymphgefäß ausgeflossene Lipiodol-Ultrafluid aufzunehmen. Es blieb regelmäßig längere Zeit liegen und wurde nur langsam resorbiert, so daß nach einer Beobachtungszeit von 8 bis 14 Tagen (einmal sogar 3 Monate) Kontrastmittelreste noch deutlich zu erkennen waren. Solche „Venendarstellungen“ erfolgten im Bereich des ganzen Armes einschließlich der Achselhöhle. Ein Hinweis für eine lymphovenöse Anastomose bestand nicht, zumal die Kontrastmittelextravasate ja noch nach Tagen in gleicher Weise zu beobachten waren. Auch der Annahme eines bestehenden Umgehungskreislaufes widerspricht die lange Dauer des Kontrastmittelnachweises.

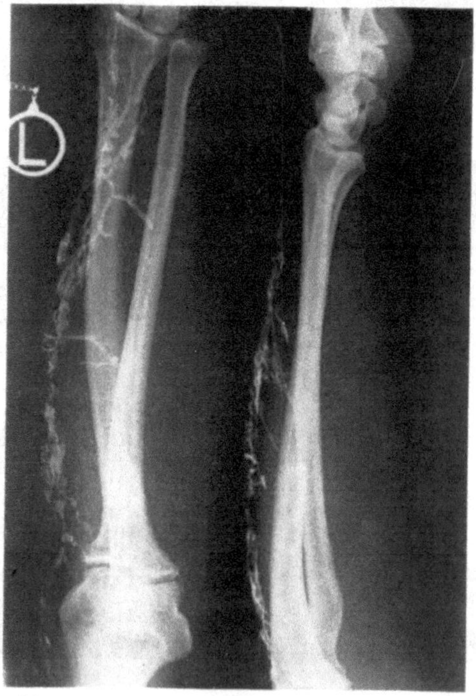

Abb. 13. K. A., geb. 12. 9. 1914, Nr. 4241/68.
Darstellung von „Venenumrissen“ nach Lymphographie. Die Aufnahme zeigt, daß oberflächliche Lymphgefäße und oberflächliche Venen nicht gemeinsam verlaufen.

Welche Nutzanwendungen ergeben sich aus den anatomischen Gegebenheiten und der Darstellbarkeit des Lymphgefäß-Systems für die Klinik? Die einzelnen Fakten sollen stichwortartig wiedergegeben werden:

1. Der Lymphgefäßverlauf ist variabel.
2. Zahl und Größe der sich im Lymphangiogramm darstellenden Achselhöhlenlymphknoten wechseln stark.

3. Der Lymphtransport erfolgt in proximaler Richtung.
4. In der Achselhöhle erscheint zwischen den Lymphknotengruppen eine Stromumkehr möglich.
5. Die Stellungsänderung des Armes kann die Position von Lymphgefäßen- und Knoten deutlich verändern.
6. Die Lymphknoten der Achselhöhle sind nur zu einem kleinen Teil palpabel.
7. Mangelhafte oder fehlende Kontrastmittelanfärbung von Lymphknoten kommt unter den üblichen Bedingungen vor und ist kein Zeichen eines pathologischen Prozesses.
8. Im Bereiche des Armes können Lymphgefäßveränderungen im Sinne von „Hyperplasien" bestehen, denen kein behandlungsbedürftiger Krankheitswert zukommt.
9. Darstellungen von „Venenumrissen" sind möglich. Sie geben keinen Hinweis auf das Vorliegen von lymphovenösen Anastomosen oder eines Umgehungskreislaufes.

D. Die Armlymphographie bei Mammakarzinom: Der Nachweis der Lymphknotenmetastasen in der Achselhöhle

In diesem Kapitel soll untersucht werden, ob der präoperative Nachweis von Lymphknotenmetastasen in der Achselhöhle beim Mammakarzinom durch Lymphographie mit genügender Sicherheit geführt werden kann. Das setzt voraus, daß der Lymphabfluß aus der Mamma in die Achselhöhle erfolgt. Der Wert der lymphographischen Untersuchung ist an sich schon eingeschränkt, wenn bei den meisten Mammakarzionomen die Metastasierung über andere Abflußwege erfolgt. Aus diesem Grunde werden die möglichen Metastasierungswege beim Mammakarzinom kurz beschrieben und in ihrer Bedeutung bewertet. Weiterhin erscheint es notwendig, die Röntgensymptome zu skizzieren, die im lymphographischen Füllungs- und Speicherungsbild das Vorliegen einer Metastase anzeigen und welche Differenzierungsmöglichkeiten bestehen. Schließlich werden die Ergebnisse der lymphographischen Studie aufgezeigt und mit den histologischen Befunden verglichen.

Die Lymphabflußwege der Mamma

Im wesentlichen werden drei Lymphabflußbahnen unterschieden:

1. Die **axilläre Abflußbahn.** Die Lymphgefäße der Mamma münden in die Lymphonoduli axillares pectorales. Zu dieser Gruppe gehört der sog. Knoten nach Sorgius. Eine Umgehung dieser Lymphknotengruppe ist möglich, so daß direkt die zentrale Lymphknotengruppe der Axilla angeflossen wird (Hafferl).
2. Die **intramuskuläre Abflußbahn.** Sie verläuft zwischen den Brustmuskeln und gelangt über die Lymphonoduli interpectorales zu den zentralen Lymphknoten der Axilla oder sogar direkt zu den Lymphonoduli axillares apicales.
3. Die **interkostale Abflußbahn.** Die Lymphgefäße ziehen nach medial und gelangen parasternal durch den Brustmuskel und die Interkostalräume zu den intrathorakal gelegenen Lymphonoduli sternales. Die Lymphe kommt auf diesem Wege zum Truncus subklavius oder zu den Lymphknoten der oberen Schlüsselbeingrube. Dabei können Verbindungen zu den kontralateralen supraklavikulären Lymphknoten bestehen.

Zwei der aufgeführten Lymphbahnen lassen die Lymphe also in die Achselhöhle abfließen. Die erste Filterstation der Lymphgefäße der Mamma liegt somit einerseits in den Lymphonoduli pectorales bzw. den Lymphonoduli interpectorales sowie andererseits in den Lymphonoduli sternales. Als zweite Filterstationen fungieren bei den ersteren die zentralen Achsellymphknoten, gefolgt von den Knoten der Klavikulargruben. Die Lymphonoduli sternales geben ihre Lymphe zu den Supraklavikularlymphknoten. In der Supraklavikulargrube fließen somit sämtliche lymphabführenden Bahnen zusammen. Von klinischer Bedeutung sind vorwiegend die lateralen Lymphabflußwege einschließlich der intramuskulären Bahnen (Hafferl, Shibata u. a., 1966), da Geschwulstzellen vorwiegend über diesen Weg transportiert werden. Nach Warwick & Reichle gehen 75 % der Lymphe über Achsel- und der Rest über die Retrosternallymphknoten.

Das Röntgenbild des kontrastmittelgefüllten Lymphknotens

Die Röntgenbefunde von Lymphknotenmetastasen sind mannigfaltig und nur von einem Untersucher zu diagnostizieren, der mit dem Lymphknotenbild nach Lipiodolspeicherung vertraut ist.

Zur Beurteilung des Lymphknotenbildes sind Füllungs- und Speicheraufnahmen notwendig. Das Röntgenbild des normalen kontrastmittelgefüllten Lymphknotens ist eingehend beschrieben worden (Fuchs, Arvay & Mitarb., Rüttimann, Del Buono, Fischer & Mitarb., Kaindl & Mitarb.). Größe und Form der Lymphknoten wechseln mit der Topographie. Gutartige und bösartige Veränderungen sind im allgemeinen unterscheidbar. Die Veränderungen im Speicherbild beruhen auf der selektiven Speicherfähigkeit des lymphatischen Gewebes für das gebräuchliche Kontrastmittel Lipiodol-Ultrafluid.

Narbige, fibrolipomatöse oder auch metastasenbedingte Umwandlung oder Veränderung des lymphatischen Gewebes führt daher zu Speicherungsdefekten im Lymphknoten. Die Defekte können so groß sein, daß manchmal nur noch sichelförmige Lymphgewebsreste verblieben sind. Wuchert andererseits das lymphatische Gewebe wie bei manchen Systemerkrankungen (z. B. Lymphogranulomatose oder Leukosen) erfährt das gespeicherte Kontrastmittel ebenso eine Ausbreitung, die entsprechend durch Größenzunahme registriert werden kann. Es können sich allerdings auch Lymphknoten im Tumorabflußgebiet vergrößern; diese Veränderungen wurden von Rüttimann & Del Buono (1964) als toxische Hyperplasie bezeichnet. Über die Bedeutung der reaktiven Hyperplasie im lymphatischen Abflußbereich eines Karzinoms kann man sich jedoch streiten (Fuchs, 1966). Man darf ebenso nicht außer acht lassen, daß große Lymphknoten auch bei Normalpersonen vorkommen können (Viamonte u. a., 1963).

Den Modus der Metastasierung auf dem Lymphweg haben Zeidmann & Buss tierexperimentell am Kaninchen durch Injektion von Tumorzellen des V-2-Karzinoms und des Brown-Pierce-Karzinoms untersucht. Danach erreichen die verschleppten Tumorzellen über die afferenten Bahnen den Randsinus des Lymphknotens. Nicht selten beginnen die Tumorzellen ihr verdrängendes und infiltrierendes Wachstum auch in den Intermediärsinus. Nach Schultz-Brauns kommt diese Entwicklung jedoch nur ausnahmsweise vor. Jedenfalls bildet sich bei Größenzunahme der malignen Absiedlung in der Randpartie des Lymphknotens ein rundlicher, meist etwas unregelmäßig geformter Defekt aus. Form, Größe und Zahl der Defekte können im Lymphknoten wechseln. Das Lymphknotengewebe kann bei fortgeschrittenem Wachstum vollkommen von der Metastase ersetzt werden. Da der Randsinus damit völlig obliteriert, ist die Blockade der Lymphzirkulation im Knoten erreicht; das Kontrastmittel umgeht den Knoten.

Lymphknotendefekte sind jedoch im Lymphogramm nicht pathognomonisch für Metastasen, da auch andere verdrängende oder lytische Prozesse solche Defekte verursachen können, wie z. B. Malek & Mitarb. (1959) an Hand kleiner Abszeßbildungen gezeigt haben. Degenerative bzw. involutive Prozesse liegen meist im Zentrum des Lymphknotens. Runde Aussparungen im Lymphogramm verursachen auch die regelmäßig im ganzen Lymphknoten verteilten, scharf begrenzten Lymphfollikel. Sie sind im allgemeinen gut zu differenzieren, stellen jedoch verständlicherweise ein schwer zu lösendes Problem dar, wenn es gilt, kleine Metastasen im lymphographischen Bild auszumachen. Nach Tjernberg (1962) muß eine Metastase im Lymphknoten mindestens die Größe eines Lymphfollikels erreicht haben, um diagnostiziert werden zu können. KOEHLER u. a. verlangen einen Mindestdurchmesser von 5 bis 10 mm; SIEBER von nur 3 bis 4 mm. Die kleinsten, auch histologisch bestätigten Metastasen waren bei den eigenen Untersuchungen etwa so groß wie der Kopf einer Ziersteсknadel.

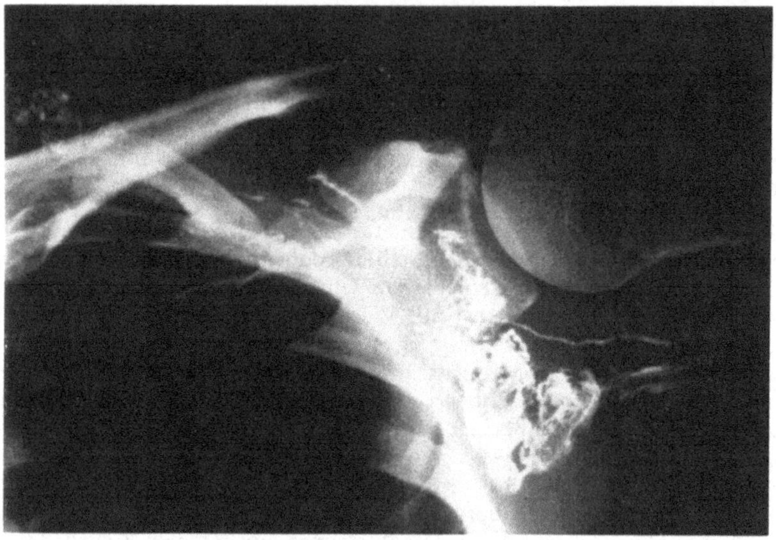

a

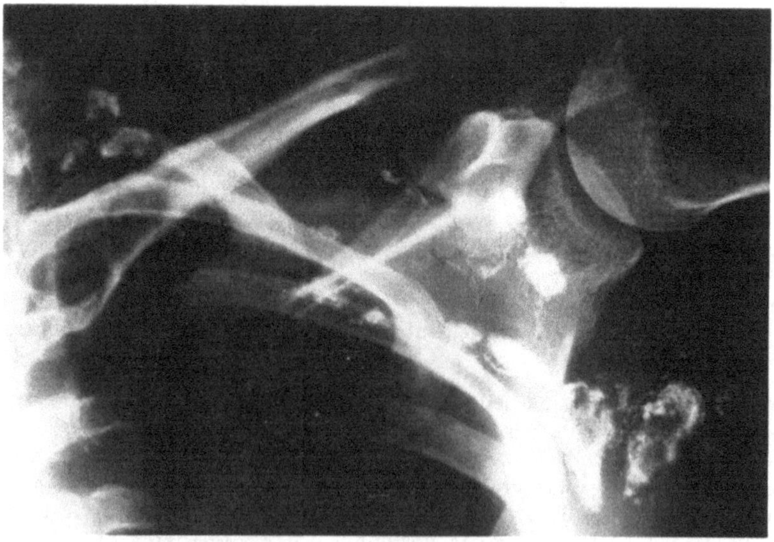

b

Abb. 14a u. b. D. P., geb. 14. 4. 1917, Nr. 12023/67.
Füllungs- und Speicheraufnahmen von fibrolipomatös umgewandelten Lymphknoten in der Achselhöhle. Die Füllungsaufnahme zeigt die zum Teil erhaltenen Sinus im Defektbereich.

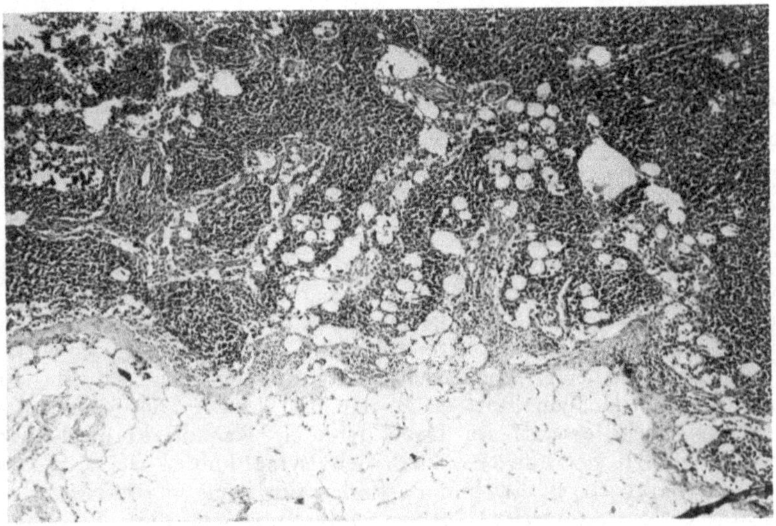

c

Abb. 14c. Feingewebliches Bild eines der in **Abbildung 14a u. b** gezeigten fibrolipomatös umgewandelten Lymphknoten in der Achselhöhle. Die Abbildung zeigt einen Lymphknoten mit Sinusdilatation durch Kontrastmittel ohne Geschwulstmetastasen und pathologischer Umwandlung in Fettgewebe. HE-Färbung. Vergrößerung 50mal, E. Nr. 24380/67 I (Pathologisches Institut der Universität Düsseldorf, Direktor: Prof. Dr. H. Meessen).

Diese Tatsachen schränken den Wert der Lymphographie für die Frühdiagnose ein. Es ist jedoch zu bedenken, daß jede andere Röntgenmethode den gleichen Schwierigkeiten unterliegt. Auch die kleine Metastase in der Lunge oder der kleine Primärtumor im Magen bleiben aus methodischen Gründen unentdeckt.

Eine Artdiagnose im Sinne einer histologischen Differenzierung ist im Lymphogramm natürlich nicht möglich.

Vor der Besprechung der Untersuchungsergebnisse sollen an Beispielen aus dem eigenen Material typische Veränderungen von Achsellymphknoten im Lymphogramm demonstriert werden. Dabei erscheint es für das Verständnis der nachfolgenden Resultate wichtig, auf Schwierigkeiten und Unsicherheiten bei der Beurteilung hinzuweisen.

Für die Differenzierung des Lymphknotendefektes im Lymphogramm ist nicht allein die Speicheraufnahme maßgebend. Die Beurteilung hat vielmehr unter Einbeziehung der Füllungsaufnahmen zu erfolgen. Ist der Defekt Folge eines neoplasmatischen, verdrängenden Prozesses, so sind im allgemeinen sämtliche Anteile des Lymphknotengewebes untergegangen bzw. verdrängt.

Praktisch bedeutet das ein vollständiges Fehlen einer Kontrastmittelanfärbung des Lymphknotengewebes einschließlich der Sinus. Die Lymphsinus kommen bei fibromatöser Umwandlung des Lymphknotenparenchyms, also bei degenerativen Prozessen, auch dann zur Darstellung, wenn das Lymphknotengewebe sonst seine spezifische Speicherungsfähigkeit verloren hat.

Die **Abbildungen 14 a, b und c** zeigen die typischen Veränderungen durch gutartige, degenerative Umwandlung des Lymphknotens. Die Füllungsaufnahmen lassen die Darstellung von Rand- und Intermediärsinus erkennen. Nach Abfluß des überschüssigen Kontrastmittels bleiben in der Speicherphase ovale, unregelmäßige Defekte zurück, die ohne Kenntnis der Füllungsaufnahmen ursächlich für Speicherungsausfall durch Metastasen gehalten werden können.

Ganz anders stellt sich in den **Abbildungen 15 a, b und c** die Metastase dar. Der Kontrastmitteldurchfluß durch die Lymphknoten ist gestört. Die Darstellung eines Teiles des Randsinus und der Intermediärsinus fehlt. Die Speicherbilder markieren die Größe des Parenchymdefektes.

Daß diese Beobachtungen nicht ohne Einschränkungen richtig sind, zeigt jedoch die **Abbildung 16.** Es handelt sich um das Röntgenbild eines Teiles des aus der Achselhöhle entfernten Gewebes. Die drei gezielt histologisch untersuchten Lymphknoten sind mit A, B und C bezeichnet. Während es sich bei A um einen „fast vollständig in Fettgewebe umgewandelten Lymphknoten mit erweitertem Sinus" handelt, lautet der histologische Befund des Lymphknotens B, daß das Gewebe „fast vollständig durch metastatisches Gewebe ersetzt" ist. Dabei fehlt ein Randdefekt im Röntgenbild. Der Durchfluß des Kontrastmittels durch den Lymphknoten ist nicht wesentlich gestört, da die Sinus dargestellt sind. Es finden sich keine umschriebenen Defekte. Eine wesentliche Kontrastmittelspeicherung erfolgte insgesamt nicht.

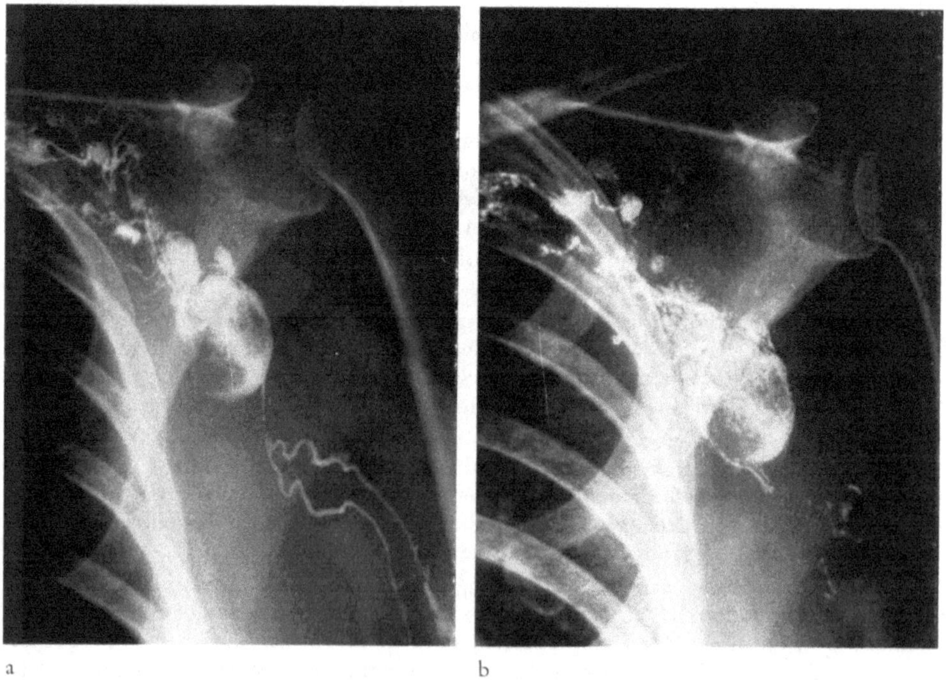

a b

Abb. 15a u. b. B. A., geb. 18. 6. 1921, Nr. 5687/67.

Histologisch gesicherte Metastase in einem vergrößerten Achselhöhlenlymphknoten. In der Füllungsphase fehlt die Darstellung von Sinus im Defektbereich.

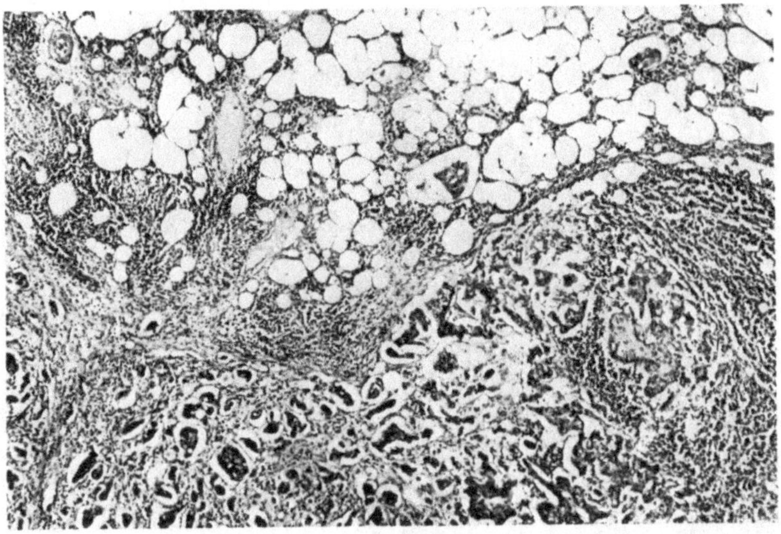

c

Abb. 15c. Feingewebliches Bild des unter **Abbildung 15a u. b** dargestellten vergrößerten Lymphknotens. Der Lymphknoten ist teilweise in Fettgewebe umgewandelt und zeigt Metastasen eines vorwiegend solide wachsenden Karzinoms im Fettgewebe und im lymphoretikulären Gewebe. HE-Färbung. Vergrößerung 50mal, E. Nr. 5650/67 (Pathologisches Institut der Universität Düsseldorf, Direktor: Prof. Dr. H. MEESSEN).

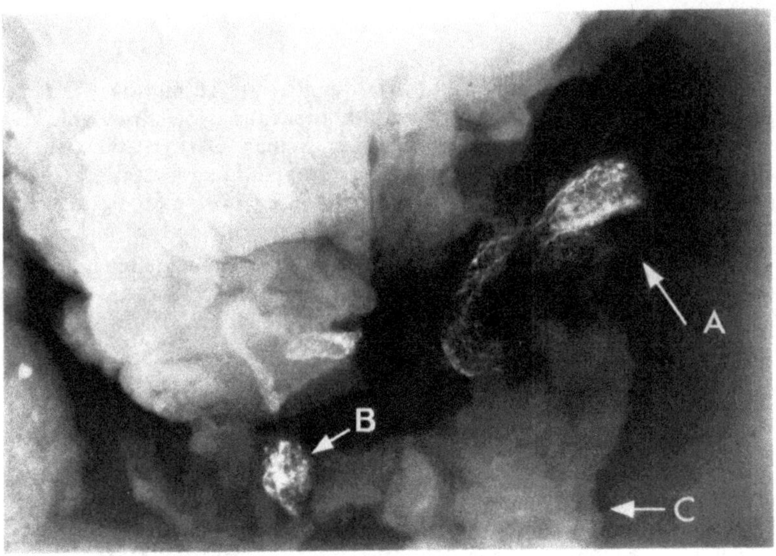

a

Abb. 16a. M. G., geb. 5. 7. 1898, Nr. 944/68.

Röntgenaufnahme von Teilen des Operationspräparates. Neben der amputierten Mamma liegen mit A, B und C bezeichnete Lymphknoten. Lymphknoten A war histologisch fast vollständig in Fettgewebe umgewandelt. Die Sinus sind im wesentlichen unverändert zu erkennen. Lymphknoten B war fast vollständig durch metastatisches Gewebe ersetzt. Sinus stellen sich im Knoten dar; umschriebene Defekte fehlen bei insgesamt nur geringer Kontrastmittelspeicherung.

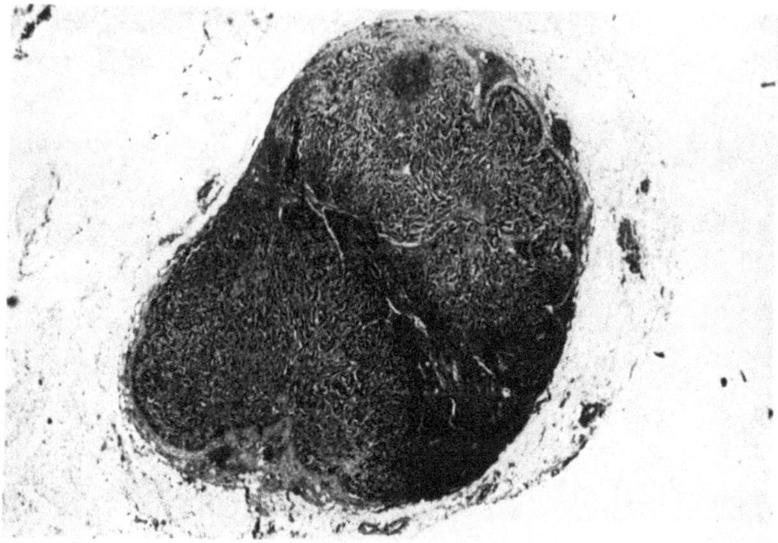

b

Abb. 16 b. Feingewebliches Bild des unter B eingesandten Lymphknotens. Im Übersichtsbild ist ein weitgehend durch Metastasen ersetzter Lymphknoten zu erkennen. HE-Färbung. Vergrößerung 6mal, E. Nr. 3088/68 (Pathologisches Institut der Universität Düsseldorf, Direktor: Prof. Dr. H. Meessen).

Als weiteres Beispiel für eine Fehlbeurteilung zeigt **Abbildung 17** das Bild von Lymphknoten nach Ausräumung der Lymphknoten aus der Achselhöhle. Der mit B bezeichnete kirschkerngroße Lymphknoten läßt keinen Defekt erkennen. Er wurde für unauffällig gehalten. Die feingewebliche Untersuchung bestätigte die Diagnose allerdings nicht. Kleinere Gruppen von Tumorzellen innerhalb des Lymphknotens konnten diagnostiziert werden, sie waren im Röntgenbild einfach nicht darzustellen.

Aus diesen Befunden läßt sich ableiten, daß für die Beurteilung lymphographischer Bilder zwar bestimmte Faustregeln aufgestellt werden können, daß jedoch Ausnahmen möglich sind. Fehldiagnosen werden daher nicht zu vermeiden sein.

Eigene Untersuchungsergebnisse

Bei 147 Patienten (darunter 1 Mann) wurden Armlymphographien wegen des dringenden klinischen Verdachtes auf ein Mamma-Karzinom durchgeführt oder es bestand bei ihnen der Verdacht auf Metastasen in der Achselhöhle. Bei 16 dieser 147 Untersuchten war bereits vor Monaten oder Jahren die Mamma wegen eines Karzinoms entfernt worden. Hier sollte die Armlymphographie Aufklärung über den Charakter tastbarer Lymphknoten bringen oder die Genese der Armschwellung klären.

Da die gestörten anatomischen Verhältnisse die Beantwortung der Frage erschwerte, ob bei diesen Fällen die Lymphographie mit genügender Sicherheit Metastasen in der Achselhöhle zu diagnostizieren erlaubt, blieben diese 16 Lymphogramme

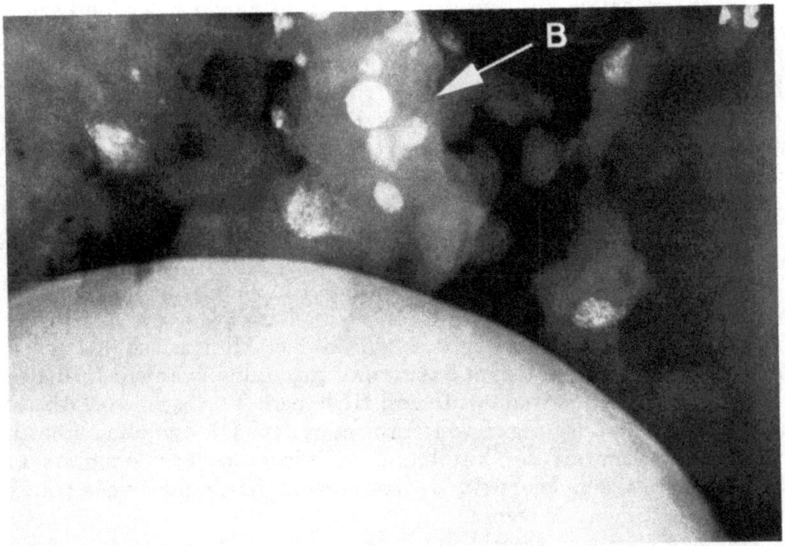

a

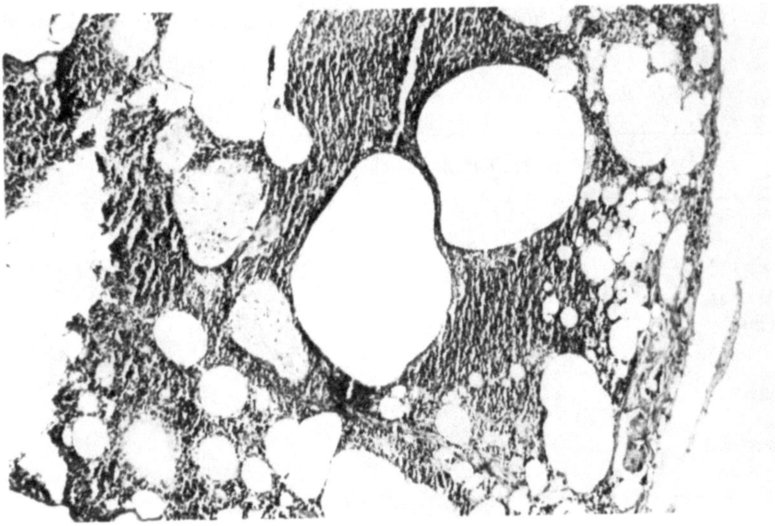

b

Abb. 17 a u. b. M. N., geb. 14. 1. 1918, Nr. 1544/68.

Röntgenaufnahme des Operationspräparates. Neben der Mamma sind kontrastmittelspeichernde Lymphknoten zu erkennen. Der mit B markierte, stark speichernde Lymphknoten wurde als ein typischer, unauffälliger Knoten zur feingeweblichen Untersuchung eingesandt. Die **Abbildung 17 b** zeigt einen Lymphknotenausschnitt mit sehr stark dilatierten Sinus und kleinen Geschwulstmetastasen. HE-Färbung. Vergrößerung 80mal, E. Nr. 3086/68 II (Pathologisches Institut der Universität Düsseldorf, Direktor: Prof. Dr. H. Meessen). Die Kontrastmitteldichte des Lymphknotens ist durch die überaus starke, durch Kontrastmittel verursachte Sinusdilatation zu erklären.

unberücksichtigt. Sie hätten auch insofern die Aussagefähigkeit der Untersuchung gemindert, als bis auf 2 Fälle keine neuerliche histologische Klärung stattfand. Bei den verbleibenden 131 Patienten wurde die Armlymphographie auf der erkrankten Seite ausgeführt. Bei 48 Patienten konnte der Verdacht auf Mammakarzinom durch feingewebliche Untersuchung nach Probeexzision entkräftet werden. 83 Frauen hatten ein Mammakarzinom. Die Gruppe der — retrospektiv gesehen — Gesunden war bei der Untersuchung als Vergleichsgruppe wertvoll. Es galt ja zu klären, welche diagnostische Aussagefähigkeit die Lymphographie hat. Dazu gehörte auch der genügend sichere Ausschluß eines pathologischen Prozesses. Wollte man zu einer Klärung kommen, so mußte zwangsläufig der Vergleich mit dem histologischen Bild angestellt werden. Die Operationspräparate bzw. das aus der Achselhöhle operativ entfernte Gewebe wurde dazu eingehend untersucht. In 46 Fällen ließen sich histologisch keine Absiedlungen in der Axilla nachweisen. Nach üblicher klinischer Einteilung konnten diese Fälle also dem Stadium I nach Steinthal zugeordnet werden. In diesem Sinne gehörten 37 Patienten zum Stadium II und III je nach Vorliegen von Absiedlungen nur in der Achselhöhle oder sogar von Fernmetastasen. Die lymphographischen Bilder wurden ohne Kenntnis des histologischen Bildes des Primärtumors oder der Achselhöhlenlymphknoten beurteilt, so daß sowohl falsch positive als auch falsch negative Ergebnisse möglich waren.

Betrachtet man zunächst die Ergebnisse im Überblick (**Tab. 5**), so ergibt sich folgendes Bild:

Tabelle 5. Gegenüberstellung der lymphographischen und histologischen Untersuchungsergebnisse von 131 Patienten

Diagnosen:

	Zahl der Patienten	falsch positiv	falsch negativ	richtig
Gesund	48	3	entfällt	45
histologisch keine Metastase in der Achselhöhle	37	2	entfällt	35
histologisch nachgewiesene Metastasen in der Achselhöhle	46	entfällt	11	35
Sa.	131	5	11	115

Von den 131 Untersuchungen wurden 16 falsch beurteilt, das sind etwa 8 % sämtlicher Fälle. Das ist eine relativ hohe Fehlerquote, die sich bei genauer Analyse noch vergrößert. Faßt man die 48 Gesunden und die 37 Patienten ohne histologisch nachgewiesene Metastasen in der Achselhöhle zusammen, so wurden bei ihnen fünfmal Metastasen diagnostiziert, die nicht vorhanden sein konnten. Es lagen 5 falsch positive Resultate vor. Zu beachten ist, daß falsch negative Ergebnisse ja nicht möglich waren.

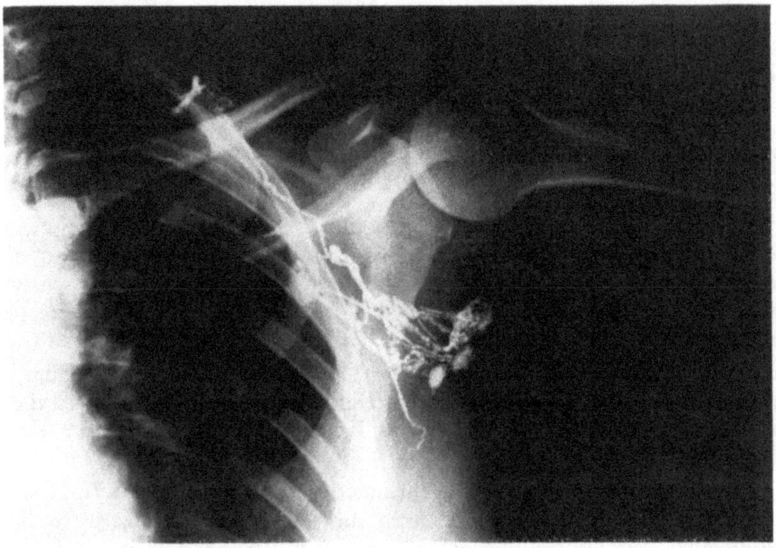

a

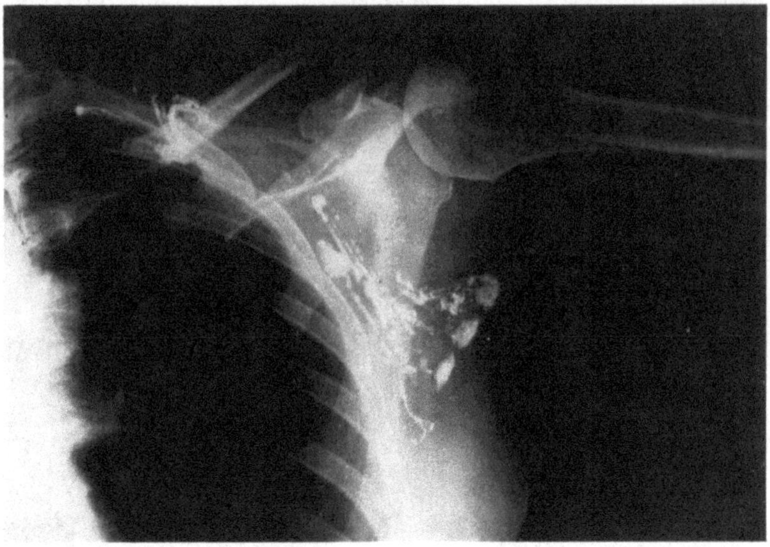

b

Abb. 18 a u. b. K. A., geb. 12. 9. 1894, Nr. 4241/68.
Die Füllungsaufnahme (**a**) zeigt ungewöhnlich gestaute Lymphgefäße in der Achselhöhle. Retrograd ist ein größeres Lymphgefäß aufgefüllt. Ein Gefäß scheint „blind" zu enden. Das Speicherbild nach 24 Stunden läßt nur wenige Lymphknoten erkennen. Überschüssiges Kontrastmittel füllt noch einen Teil der Lymphgefäße. Es sind Extravasate durch Gefäßruptur in der Achselhöhle entstanden. Histologisch ließen sich keine Metastasen nachweisen.

Hier war ein Irrtum primär ausgeschlossen. Diese Feststellung erscheint wichtig, da der Metastasennachweis am Arm ja fast ausschließlich nur am eindeutig veränderten Lymphknotenbild möglich ist. Wie die Untersuchungsergebnisse im Kapitel C einwandfrei zeigen, erfolgt die Lymphknotendarstellung im Lymphogramm des Armes nur unvollständig. Mangelhafte Darstellung von Lymphknoten bzw. daraus folgender fehlender Metastasennachweis wird also bei den 85 histologisch metastasenfreien Patienten unberücksichtigt gelassen.

Die Analyse der 46 Kranken mit histologisch nachgewiesenen Absiedlungen in der Achselhöhle führt auch zu einem anderen Ergebnis. Bei diesen Fällen war ein falsch negatives Ergebnis möglich, das heißt hier konnten vorhandene Metastasen, um deren Nachweis es ja geht, übersehen werden. Das war auch in etwa einem Viertel der Untersuchungen, nämlich bei 11 Patienten der Fall!

Rechnet man diese Zahlen auf sämtliche 131 untersuchten Patienten um, so ergeben sich rund 31 falsch negative Diagnosen. Den 31 Fehldiagnosen müssen die 5 falsch positiven noch zugerechnet werden. Dieses Ergebnis reicht einfach für eine sichere Diagnostik nicht aus.

Die falsch negative Diagnose ist aufgrund der Inkonstanz der Lymphknotendarstellung leicht verständlich und überrascht nicht. Ein krankhafter Prozeß, der im Röntgenbild nicht zur Darstellung gelangt, entzieht sich der Diagnose; er muß übersehen werden. Interessant sind die 5 falsch positiven Diagnosen. Auf diese soll kurz eingegangen werden.

Bei drei Lymphogrammen war die Fehldiagnose gestellt worden, weil trotz genügendem Kontrastmittelangebot eine Kontrastmittelspeicherung nur in wenigen Knoten auftrat. Dafür geben die **Abbildungen 9 a und b** (S. 15) ein typisches Bei-

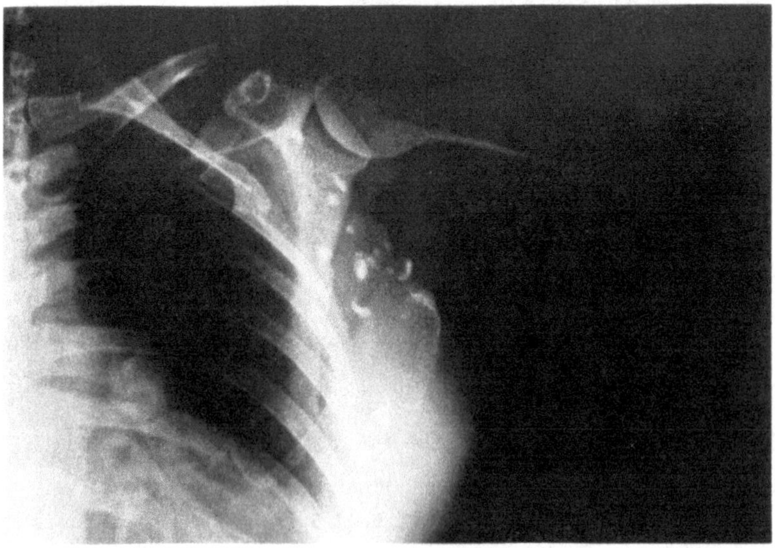

Abb. 19. G. M., geb. 7. 6. 1912, Nr. 12062/68.
Die Diagnose eines metastasenbedingten Lymphknotendefektes mit Darstellung eines sichelförmigen Parenchymrestes erwies sich nach der feingeweblichen Untersuchung als falsch. Es handelte sich um eine degenerative Veränderung. Diagnose: Fibroadenom der Mamma.

Tabelle 6. Ergebnisse der gezielten lymphographischen und histologischen Lymphknotenuntersuchungen bei 36 Patienten

	Gesamtbeurteilung						*Einzelbefunde*							
Zahl der Patienten	*Röntgenbild*		*Histologie*		*Korrelation*		A		B		C		*Korrelation*	
	Metastase	keine Metastase	Metastase	keine Metastase	ja	nein	Rö.-Bild	Histologie	Rö.-Bild	Histologie	ohne Kont. mittel	Histol. Metastase	ja	nein
17		+		+	+		—	—	—	—	—	—	+	
4		+	+			+	—	—	—	—	—	+		+
3	+		+		+		+	+	+	+	—	+		+
3	+		+		+		+	+	—	—	—	—	+	
5	+		+		+		+	+	—	—	—	+		+
1	+		+		+		+	+	—	+	—	—		+
1	+		+		+		+	—	—	—	—	+		+
1		+	+			+	—	—	—	+	—	+		+
1*	+			+		+	—	—	—	—	—	—		+
Zahl der Patienten	14	22	18	18	30	6	—	—	—	—	36	14	20	16

+ Beurteilung nach dem Gesamteindruck (Stauung des KM)

spiel. Zum Teil waren die Lymphgefäße auf den Füllungsaufnahmen ungewöhnlich gestaut, und der Kontrastmitteldurchfluß war vergrößert (**Abb. 18 a und b**). Stauung des Kontrastmittels, verzögerter Lymphabfluß und fehlende bzw. mangelhafte Speicherung verursachten in diesen Fällen die Fehldiagnose einer massiven Metastasierung.

Bei 2 Patienten wurden typische randständige Lymphknotendefekte beobachtet, wobei in einem Fall (**Abb. 19**) nur noch sichelförmige Reste der Lymphknoten auf den Speicheraufnahmen beobachtet werden konnten. Die Fehldiagnose einer Metastasierung wurde also auch hier gestellt.

Im folgenden werden die gezielten lymphographischen bzw. histologischen Lymphknotenuntersuchungen besprochen. Über die Methoden der Untersuchung wurde bereits eingehend zu Ende des Kapitels B berichtet. Insgesamt handelte es sich um 36 Präparate; die Aufschlüsselung erfolgt in **Tabelle 6**.

In dieser Tabelle werden zuerst die 36 Röntgenbilder, wie sie sich zur Beurteilung boten, mit den histologischen Befunden summarisch verglichen. Die Übereinstimmung war gegeben, wenn die Histologie den Röntgenbefund bestätigte ohne Rücksicht darauf, welche Lymphknoten histologisch untersucht wurden. So war es theoretisch möglich, daß ein Lymphknoten histologisch untersucht wurde, der gar keine Kontrastmittelspeicherung aufwies. Man erkennt in dieser Tabelle eine Abweichung der Ergebnisse in etwa einem Sechstel der Fälle, da 6 von 36 Untersuchungen falsche Ergebnisse brachten.

Die gezielten Untersuchungen verliefen deutlich schlechter. Allein 14 von 36 Patienten hatten bei der feingeweblichen Untersuchung Metastasen in „leeren" Lymphknoten, die also nicht angeflossen wurden oder kein Kontrastmittel gespeichert hatten. Dazu deckte die feingewebliche Untersuchung zweimal eine Metastase in einem als unauffällig befundeten Lymphknoten auf, und einmal wurde ein falsch positives Urteil abgegeben. Zählt man unter diesen Gesichtspunkten die übereinstimmenden Untersuchungen zusammen, so wird die hohe Fehlerquote deutlich. Eine Übereinstimmung gab es bei den 36 Patienten nur 20mal! Bei 16 Direktuntersuchungen zeigten sich also Fehler, die gegen die genügende diagnostische Sicherheit der Armlymphographie sprechen.

Schlußfolgerungen für die Klinik

1. Gut- und bösartige Lymphknotenveränderungen der Achsellymphknoten sind nur mit Vorbehalt differenzierbar.
2. Der durch eine Metastase verursachte Lymphknotendefekt ist nur durch Kenntnis von Füllungs- und Speicheraufnahmen zu differenzieren und gegen einen gutartigen Prozeß abzugrenzen.
3. Lymphographisch unauffällige Lymphknoten können Metastasen enthalten.
4. Bei der inkonstanten Darstellung der Achsellymphknoten fehlt relativ häufig auch die Anfärbung von neoplastisch veränderten Lymphknoten.
5. Sowohl gesunde als auch Metastasen enthaltende Lymphknoten können der lymphographischen Darstellung entgehen.
6. Fehlende Darstellung von Lymphknoten oder Lymphknotengruppen ist nicht identisch mit Metastasennachweis.
7. Gestaute Lymphgefäße und verzögerter Kontrastmitteldurchfluß werden ohne Metastasierung beobachtet.

8. Lymphknotenmetastasen müssen etwa die Größe eines Ziersteckenadelkopfes erreichen, um sie im Lymphogramm erkennen zu können.
9. Der zum Teil in Fettgewebe umgewandelte und lymphographisch typisch veränderte Lymphknoten kann Metastasen enthalten, deren Erkennung nicht möglich ist.
10. Zum präoperativen Ausschluß von Achselhöhlenmetastasen des Mammakarzinoms reicht die Armlymphographie nicht aus.

E. Das Armödem nach radikaler Mamma-Amputation

Für jeden Arzt, der Patienten nach radikaler Mamma-Amputation betreut, wird die Behandlung eines geschwollenen Armes hin und wieder zu einem therapeutischen Problem. Obwohl die verschiedensten Operationsmethoden zur Verhinderung dieser schweren Komplikationen angegeben werden, tritt sie in einem gewissen Prozentsatz auf. Auch heute noch wird die Frage gestellt, wie es zu einer solchen Schwellung kommen kann, und es ist eigentlich erstaunlich, daß die Antworten auf diese Frage so unterschiedlich ausfallen. Je nachdem von welcher Seite dieses Problem abgehandelt wird, kommt man zu dem Ergebnis, daß es sich um ein Lymphödem oder um eine Schwellung durch venöse Abflußbehinderung handelt. Leider werden nicht selten von diagnostisch-klinischer Seite physiologische und anatomische Gegebenheiten unberücksichtigt gelassen, so daß Fehlbeurteilungen vorkommen müssen. Die Behauptungen, dem Schwellungszustand nach Ausräumung der axillären Lymphknoten liege stets eine venöse Abflußbehinderung zugrunde, sind dabei ebenso falsch wie die strikte Umkehr dieser These. Nach allem, was heute über die Physiologie des Blut- und Lymphsystems bekannt ist, muß jedoch dem Lymphsystem die entscheidende Bedeutung zugemessen werden, so daß die Bezeichnung „Lymphödem" angemessen erscheint. Die Begründung soll im folgenden gegeben werden:

Schwellungen, die auf eine Störung der Lymphzirkulation zurückzuführen sind, werden allgemein Lymphödeme genannt. Die Störung kann akut einsetzen oder einen chronischen Verlauf nehmen; die gebräuchliche Einteilung geht auf ALLEN (1934) zurück. Ursächlich ist sowohl eine Erkrankung des Lymphsystems selbst möglich, wie man sie z. B. von der MILROYschen Krankheit kennt, dann spricht man vom primären Lymphödem, oder es handelt sich um eine Zirkulationsstörung, deren Ursache außerhalb des Lymphsystems zu suchen ist. Die Beeinträchtigung des Lymphsystems erfolgt also in diesem Falle erst sekundär, daher auch die Bezeichnung „sekundäres Lymphödem". Auslösend kommt dabei jede traumatische, entzündliche oder neoplastische Affektion in Frage, die in der Lage ist, den Lymphabfluß in genügendem Umfang zu behindern.

Hier interessiert vorwiegend das sekundäre Lymphödem nach Mamma-Amputation und radikaler Ausräumung der Achselhöhle und die Armschwellung durch neoplastische Umwandlung der Lymphknoten mit der Folge einer Verlegung der Lymphwege. Es sollen die Fragen erörtert werden, welchen Einfluß die Operation und die Röntgennachbestrahlung auf die Entstehung des Ödems haben, und ob die Behinderung des venösen Abflusses eine konkurrierende Bedeutung hat. Dazu ist die Kenntnis der physiologischen und auch der anatomischen Verhältnisse des Lymphsystems von grundlegender Bedeutung. Ohne diese Grundlagen kann keine Diskussion erfolgen. Es sei betont, daß nur die Schwellungen des Armes abgehandelt werden sollen. Die unteren Extremitäten unterliegen zwar keinen anderen physiologischen Bedingungen, es kommen jedoch einige andere Faktoren (statischer Druck, Varizenbildung der Venen, usw.) hinzu, die eine Ausweitung der Abhandlung notwendig machen würden.

Die Lymphgefäßanatomie des Armes

Die Anatomie des Lymphgefäßsystems des Armes wird hier nur insofern abgehandelt, als dies noch nicht in Kapitel C (S. 5) erfolgt ist.

Im Bereich der Haut liegen ein oberflächliches und ein tiefes Lymphkapillarnetz (ZIEMAN, SABIN, RANVIER). Beide sind durch zahlreiche Anastomosen miteinander verbunden. Das Kapillarnetz endet im Gewebe blind wie die Finger eines Handschuhs (Cul-de-sac, BARTELS, 1909). Während oberflächlich keine Klappen im Kapillarnetz bzw. in kleinen Lymphgefäßen gefunden werden, sollen im tiefen Plexus der Haut einige Klappen zu erkennen sein. Die Kapillarnetze umgeben mit der Haut die gesamte Körperoberfläche und sind somit, wie später gezeigt werden wird, beim Lymphödem von großer Bedeutung. Metastasenausbreitung über das Kapillarnetz der Haut erkannte bereits BARTELS (1909) für das Mamma-Karzinom. Aus dem Kapillarnetz fließt die Lymphe in die mit Klappen dichtbesetzten großen Gefäßstämme ab, deren Verlauf ja bereits beschrieben wurde.

An dieser Stelle sei noch einmal daran erinnert, daß die oberflächlichen **und** tiefen Lymphgefäße des Armes durch die Achselhöhle proximalwärts ziehen und im wesentlichen nur die im Verein mit der V. cephalica als Truncus cephalicus verlaufenden Lymphgefäße die Achselhöhle selbst umgehen. Bei der operativen Ausräumung der Achselhöhle, wie sie heute bei der radikalen Mamma-Amputation üblich ist, werden somit die oberflächlichen und die tiefen Lymphbahnen des Armes mehr oder weniger zerstört. Werden nur wenige Knoten oder Gefäße unterbrochen, so staut sich die Lymphe auf. Die betreffenden Gefäße werden prall gefüllt und weiten sich aus. Die Ausweitung des Lumens führt in den großen Lymphgefäßen zu Klappeninsuffizienz, und der Lymphstrom vermag sich umzukehren. Da Anastomosen zu den Nachbargefäßen bestehen, kann die Lymphe im allgemeinen über diese abfließen. Bei starker Störung des Abflusses erfolgt die Aufstauung der Lymphe bis ins Kapillargebiet hinein. Auch die Kapillaren füllen sich prall und erweitern sich. Innerhalb des Kapillarnetzes geht nun der Lymphstrom proximalwärts. Bemerkenswert ist dabei diese fast ausschließliche Füllung der Hauptkapillaren. In der angelsächsischen Literatur wird aus diesem Grunde die treffende Bezeichnung "Dermal back flow" gebraucht. Es ist also zu unterstreichen, daß der Lymphstrom bei Auftreten eines Lymphödems nicht in tiefere, insbesondere subasziale Schichten abgeleitet wird, sondern in oberflächlichen, intrakutanten Bahnen verläuft. Der Lymphstrom passiert die Achselhöhle bzw. den proximalen Bereich des Oberarms bei der Lymphstauung in der ganzen Zirkumferrenz und erreicht auf diese Weise die Haut der homolateralen Thoraxwand, der Schulter und zum Teil auch des Halses. Die Haut ist in diesen Bereichen entsprechend induriert. Nicht selten geben die Patienten Spannungsgefühl oder sogar leichten Schmerz an. Der intrakutane Umgehungskreislauf vermag sich so auszuweiten, daß supraklavikuläre Lymphknoten bzw. Achselhöhlenlymphknoten der kontralateralen Seite sich nach Lymphographie kontrastmittelgefüllt darstellen.

Die Physiologie des Blut- und Lymphsystems

Blut- und Lymphgefäßsystem bilden zwei von einander unabhängige, geschlossene Systeme, die den An- und Abtransport von Flüssigkeiten, Salzen, Nährstoffen und Stoffwechselprodukten regeln. Entsprechend den Aufgaben unterscheiden sich beide bis in ihren submikroskopischen Aufbau, wie Untersuchungen von CASLEY-SMITH beweisen. Darüber hinaus hat das Lymphsystem die Fähigkeit, größere korpuluskuläre Teile, wie Zelldetritus und sogar Bakterien zu transportieren. Neben den beiden geschlossenen Systemen besteht als sog. offenes System der interstitielle Raum in Form der Gewebsspalten. Ein Austausch erfolgt einerseits zwischen Blutgefäßen und dem Interstitium und andererseits zwischen dem Interstitium und den Lymphkapillaren. Die beiden geschlossenen Systeme sind vollständig von einander getrennt, eine Verbindung besteht nur über den interstitiellen Raum. Osmose, Diffussion, Filtration und Gewebsaktivität wie bei Muskelbewegungen bestimmen die Größe des Stoffumsatzes. Da die Abhandlung sämtlicher physiologischer Vorgänge den Rahmen der Arbeit sprengen würde, sollen nur die bedeutendsten Vorgänge besprochen werden.

Zu den wichtigsten Funktionen des Lymphsystems gehört die Aufnahme und der Rücktransport des in Überschuß filtrierten Wassers. Das Lymphsystem erfüllt die Funktion eines Sicherheitsventils (SAFETY-VALVE-FUNCTION, Földi). Unter normalen Bedingungen erfolgt der Wasserrücktransport über die Venen. Eine Stauung im venösen Schenkel des Kreislaufs behindert jedoch den Rücktransport. In einem solchen Falle nimmt das funktionstüchtige Lymphkapillarnetz die Flüssigkeit auf. Ein Ödem tritt daher nur dann auf, wenn die Kapazität des intakten Lymphsystems überschritten wird. Der einfache Verschluß der Achselhöhlenvene reicht nicht aus, auf die Dauer ein Ödem des Armes hervorzurufen. Daraus läßt sich ableiten, daß ein bereits geschädigtes Lymphsystem mit Verkleinerung der Kapazität des Wasserrücktransportes empfindlicher auf eine Störung des venösen Abflusses reagiert. In einem solchen Falle kann es durchaus vorkommen, daß eine mäßige venöse Druckerhöhung bereits zu einem peripheren Ödem führt. Nun unterscheiden sich — wie jeder Kliniker weiß — venöse und lymphatische Ödeme. Das venöse Ödem ist weich und eindrückbar, es geht oft mit einer leichten Zyanose einher und fließt bei Hochlagerung der Extremität ab. Anders das lymphatische Ödem. Es ist blaß, hart, nur gering eindrückbar und verändert sich nur wenig durch Hochlagerung. Mit anderen Worten, das vorübergehende Ödem des Armes nach Achselvenensperre (z. B. Paget-v.-Schroetter-Syndrom) unterscheidet sich klinisch eindeutig vom Lymphödem nach Mamma-Amputation.

Welche Ursache hat das? Von der Lymphbahn aus geht ein kontinuierlicher Strom von Proteinen in das Interstitium, wie Wasserman & Mayerson (1951) mit Jod-131 markiertem Albumin nachweisen konnten. Die Rückresorption der Proteine unterschiedlicher Molekulargröße erfolgt ausschließlich über die Lymphgefäße. Der venöse Kapillarschenkel ist nicht in der Lage, Eiweißkörper wieder aufzunehmen. Eine Abflußbehinderung im Lymphsystem, die zu einer Lymphstauung führt, bewirkt somit neben anderem eine Rückresorptionsstörung der im Gewebe anfallenden Proteine. Damit sammeln sich die wasserbindenden Eiweißkörper im extrazellulären Raum: es kommt zu einer Vermehrung von Flüssigkeiten im Interstitium, die sich klinisch in der Schwellung des Gewebes ausdrückt. Neben der Gewebsflüssigkeit nimmt der Proteingehalt des Gewebes zu. Unter diesen Bedingungen wird das Wachstum der Fibrolasten angeregt. Es kommt peripher zur Fibrose (Zieman) mit weiterer ungünstiger Beeinflussung der Lymphzirkulation. Die Unterhaut wird hart, und sie verdickt sich.

Huth (1967) sah nach Unterbindung der Nierenvenen beim Kaninchen das Auftreten von Parenchymblutungen und in der Folge den Abtransport von Hämoglobin mit der Lymphe, was den Transport großer Eiweißkörper als wesentliche Funktion der Lymphgefäße belegt. Außerdem konnte er folgerichtig in der Lymphe einen höheren Eiweißgehalt nachweisen, als im umgebenden Gewebe; womit indirekt ebenfalls die selektive Funktion der Lymphkapillaren erkennbar wird.

Lymphographische Darstellung des Armödems

Nach der knappen Darstellung der Anatomie und Physiologie des Lymphsystems, bei der im wesentlichen nur die mechanischen Störungen und ihre Folgen abgehandelt wurden, soll an Beispielen von Röntgenbildern beim Lymphödem nach Armlymphographie gezeigt werden, wie das Lymphödem sich darstellt, und des weiteren, unter welchen Voraussetzungen es auftritt. Die Bilder demonstrieren Lymphödeme, die unter verschiedenen Bedingungen entstanden sind. Zu den Lymphogrammen werden die entsprechenden Venendarstellungen gebracht, die beweisen, daß schwerwiegende venöse Abflußbehinderungen nur bei einem Teil der Patienten vorliegen. Die Röntgenbilder lassen auch erkennen, welche Möglichkeiten des Umgehungskreislaufes bestehen. Die Aufnahmen stammen nicht nur von Patienten nach radikaler Mamma-Amputation. Für die Gesamtaussage bedeutet das keine Schmälerung, da die Erläuterung an grundlegenden Beispielen erfolgen soll. So ist z. B. völlig unwesentlich, ob Karzinommetastasen der Mamma in der Achselhöhle den Lymphabfluß behindern oder die Schwellung und Umwandlung der Lymphknoten bei einer Leukämie. Tritt nach operativer Ausräumung der Achselhöhle ein Armödem auf, so ist die Operationsindikation — Metastasen eines Mammakarzinoms oder ein Retothelsarkom — ohne wesentliche Bedeutung.

Zuerst sei ein Patient vorgestellt, bei dem ca. ½ Jahr vor der Lymphographie eine Mamma-Amputation durchgeführt wurde. Nach Abschluß der Wundheilung erfolgte die erste Strahlenbehandlung und nach einer Pause von 12 Wochen die zweite Bestrahlung unter gleichen Bedingungen, wobei jeweils auf die Thoraxwand, die Supra- und Infraklavikulargrube sowie die Axilla 3000 RH Gammastrahlen des Kobalt-60 eingestrahlt wurden. Insgesamt wurden 6000 RH appliziert. Die **Abbildung 20** zeigt die Füllungsaufnahme des Lymphogramms, das unmittelbar im Anschluß an die zweite Bestrahlungsserie gemacht wurde. Der Patient fühlte sich wohl. Der rechte Arm war nicht geschwollen. Es bestand jedoch ein tastbarer Lymphknoten in der Achselhöhle. Die Indikation zur Untersuchung war damit gegeben. Das Bild zeigt zwei Lymphgefäße der Achselhöhle. Eines endet blind bzw. man sieht, wie dieses Gefäß in einem kleinen Lymphknoten endet. Vom Lymphknoten geht ein efferentes Gefäß ins Gewebe und verliert sich hier. Das zweite, mehr kranialwärts gelegene Lymphgefäß erreicht die infra- und supraklavikulären Lymphknoten. Die Aufnahmen des Unterarms sind völlig unauffällig und werden daher nicht wiedergegeben. Ein Venogramm erübrigt sich in diesem Falle.

Was läßt sich aus dieser Aufnahme entnehmen? Ein Lymphödem liegt nicht vor, bzw. es besteht kein kutaner Umgehungskreislauf des Lymphgefäßsystems. Die vorhandene Kapazität des Lymphgefäßsystems reicht also noch aus, die Lymphe des Armes zu transportieren. Da chirurgischerseits eine radikale Mamma-Amputation mit Ausräumung der Achselhöhle vorgenommen wurde, bei der ja geplant ist, sämtliche Lymphknoten der Achselhöhle und damit sämtliche Lympbahnen zu entfernen, läßt sich folgern, daß dieses Ziel nicht immer erreicht wird. Wären sämtliche Lymphbahnen zerstört worden, wäre ein Umgehungskreislauf im Sinne eines Dermal-backflow zu erkennen. Ein Lymphabfluß über Venen ist ja ausgeschlossen, da lymphovenöse Anastomosen zumindest an der Extremität nicht existieren.

Die nächste Untersuchung wurde bei einer 31jährigen Frau durchgeführt, bei der sich seit 2—3 Jahren eine Armschwellung zeigte. Die Schwellung hatte zur Zeit der Untersuchung ein Ausmaß angenommen, das den Gebrauch des Armes unmöglich machte. Bei dieser Patientin waren in den letzten beiden Jahren immer wieder Knoten aus der linken Mamma entfernt worden, die sich histologisch als gutartig erwie-

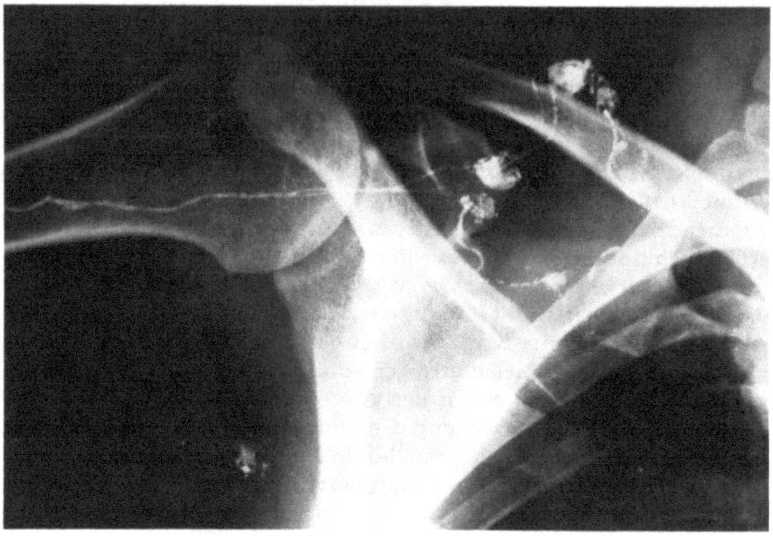

Abb. 20. H. B., geb. 10. 12. 1911, Nr. 5568/68.
Zustand nach Mamma-Amputation und radikaler Ausräumung der Achselhöhle. Es wurden in zwei Bestrahlungsserien je 3000 RH Gammastrahlen des Kobalt-60 auf die Thoraxwand, die Achselhöhle und die Schlüsselbeingruben eingestrahlt. Es besteht keine Armschwellung. Die verbliebenen Lymphgefäße gewährleisten den Lymphtransport. Die Bestrahlung vermochte die Restgefäße nicht zur Obliteration zu bringen.

sen. Jetzt sollte die Genese der Schwellung geklärt werden. Die **Abbildungen 21 a und b** zeigen die Röntgenaufnahmen des Armes mit dem ausgeprägten Lymphödem, das sich bis in den Bereich der Achselhöhle erstreckt. Anstelle des typischen Lymphgefäßbildes sieht man das Kontrastmittel in feinsten Gefäßchen bis wenige Millimeter unterhalb der Hautoberfläche. Durch die Kontrollaufnahme nach 24 Stunden ließ sich der stark verzögerte Kontrastmittelabfluß in der Haut nachweisen. In der Achselhöhle (**Abb. 21 b**) zeigen sämtliche dargestellten Lymphgefäße eine Unterbrechung. Infolge des hohen Injektionsdruckes kam es zu Lymphgefäßrupturen und zu Extravasaten. Im Venogramm (**Abb. 21 c**) liegt zwar eine Behinderung des venösen Abflusses vor, der Umgehungskreislauf ist jedoch im Verhältnis zur Schwellung des Armes spärlich ausgebildet. Die Achselvenen erscheinen verschmälert, wie langgezogen; das unter Druck injizierte Kontrastmittel fließt ab. Das geringe Ausmaß der venösen Stauung vermag die massive Armschwellung nicht zu klären. Die Diagnose einer ausgedehnten Metastasierung eines Neoplasmas wurde durch den Befund bei der Operation und die feingewebliche Untersuchung bestätigt.

Anhand der Bilder wird folgendes gezeigt: Ohne operativen Eingriff in der Achselhöhle und ohne Bestrahlung kann ein Lymphödem auftreten. Die Verlegung der Lymphwege durch Tumormetastasen vermag den Lymphabfluß so zu stören, daß Rückstauung der Lymphe bis ins Kapillargebiet erfolgt und der verlangsamte Abfluß über die Lymphkapillaren der Haut notwendig wird. Die Venen können in den Prozeß durch allgemeine Schwellung des Gewebes und durch vergrößerte Lymphknoten mit einbezogen werden. Ein wesentlich ausgeprägter Umgehungskreislauf ist trotz des starken Ödems nicht entstanden. Die Armschwellung beruht im wesentlichen auf einer lymphatischen Abflußbehinderung.

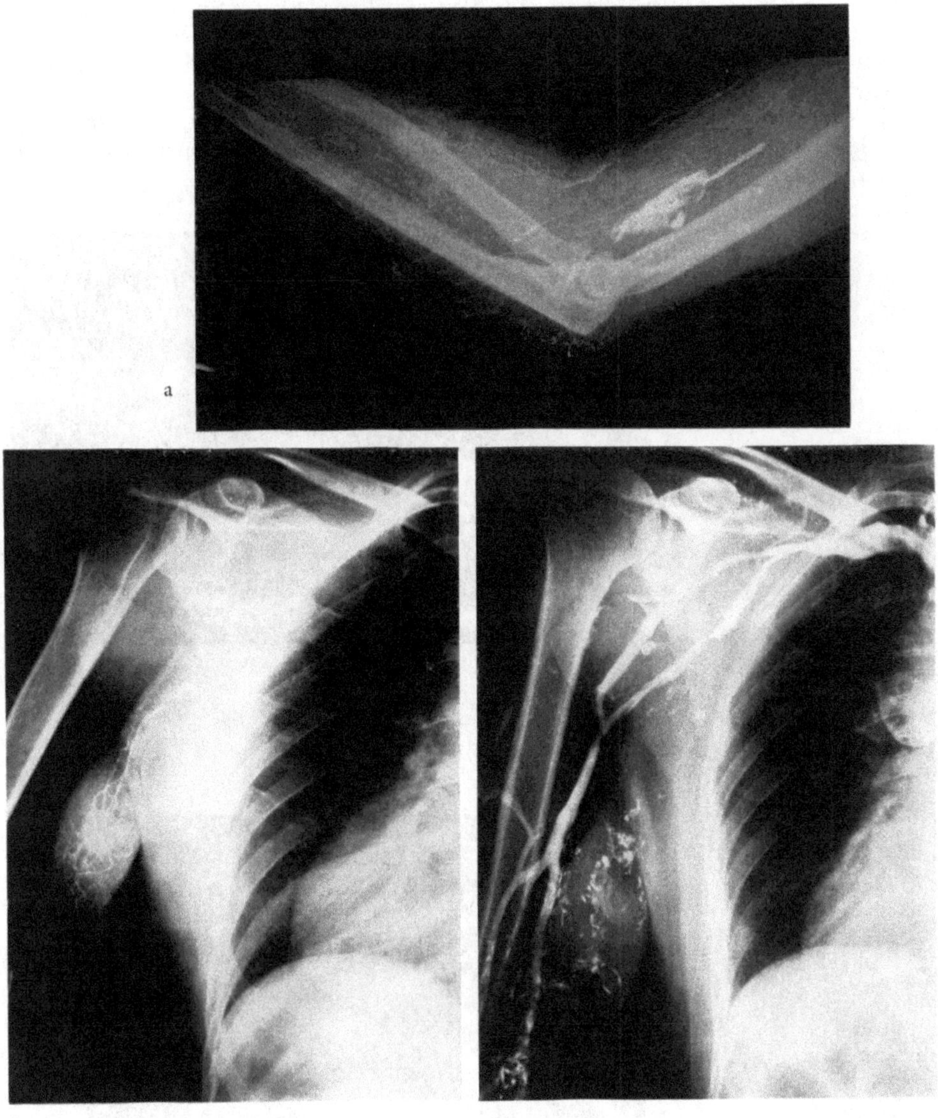

a b c

Abb. 21 a, b u. c. M. L., geb. 4. 6. 1917, Nr. 631/68.

Durch histologisch nachgewiesene Metastasierung eines Mammakarzinoms in die Lymphknoten der Achselhöhle und der Schlüsselbeingruben erfolgt eine totale Blockade des Lymphflusses in der Achselhöhle. Es besteht ein ausgeprägter kutaner Umgehungskreislauf. Trotz massiver Armschwellung liegt nur eine mäßige venöse Abflußbehinderung des unter Druck injizierten Kontrastmittels im Venogramm vor.

Die gleichen Ursachen für die massive Armschwellung liegen auch bei der 42 Jahre alten Patientin (**Abb. 22 a, b und c**) vor: Schweres Lymphödem des Armes wegen massiver lymphogener Metastasierung eines Mamma-Karzinoms in die Lymphknoten der Achselhöhle sowie der Infra- und Supraklavikulargrube. Auch hier ist das Venensystem, wie aus der **Abbildung 22 c** hervorgeht, nur wenig beeinträchtigt. Das unter Druck injizierte Kontrastmittel füllt trotz des Verschlusses von großen Achselvenen

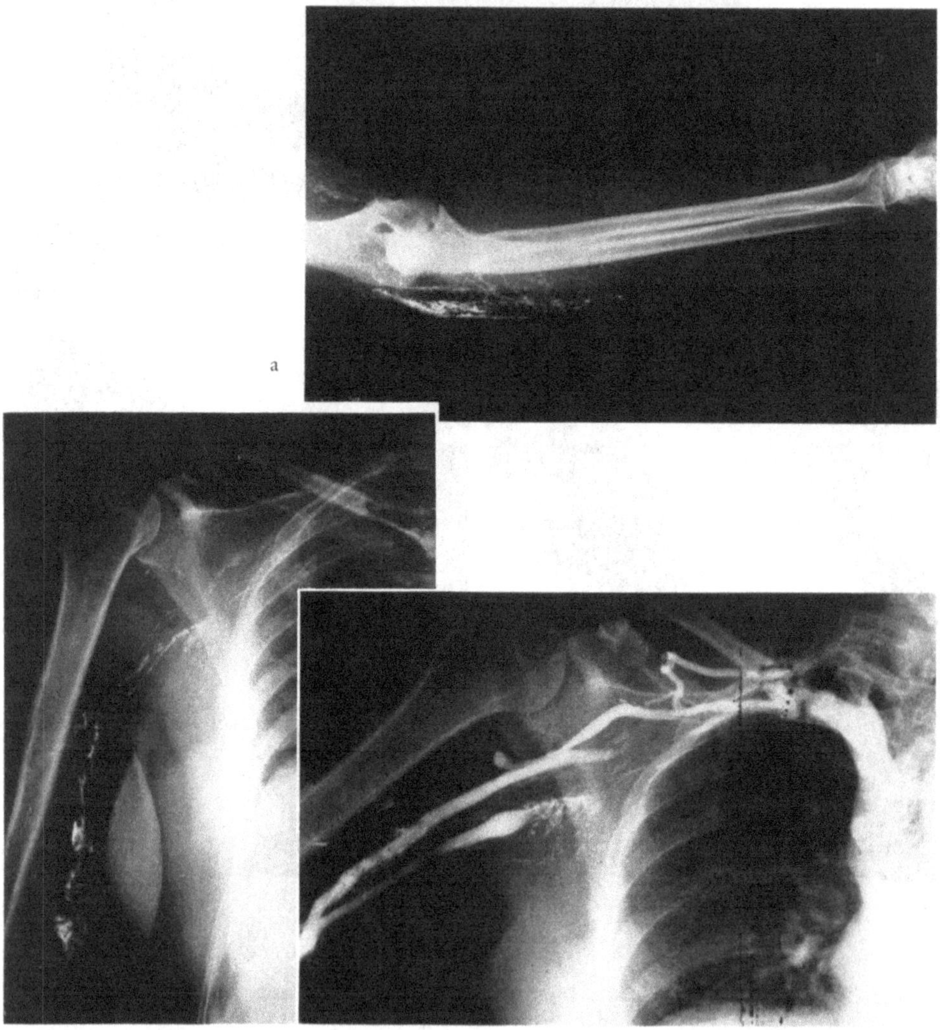

Abb. 22 a, b u. c. Ch. K., geb. 15. 9. 1926, Nr. 7303/67.
Lymphödem durch metastasenbedingten Lymphblock in der Achselhöhle. Darstellung eines Teiles des lymphatischen Umgehungskreislaufes in der Haut der lateralen Thoraxwand. Im Venogramm Verschlüsse der großen Achselvenen, venöser Kollateralkreislauf nur spärlich ausgebildet. Eine wesentliche venöse Abflußbehinderung besteht also nicht.

keinen Umgehungskreislauf. Wie gut der Transport gewährleistet ist, läßt die Kontrastmittelanreicherung in der oberen Hohlvene erkennen. Das Füllungsbild des Lymphogramms zeigt einen Teil des lymphatischen Umgehungskreislaufes an der lateralen Thoraxwand.

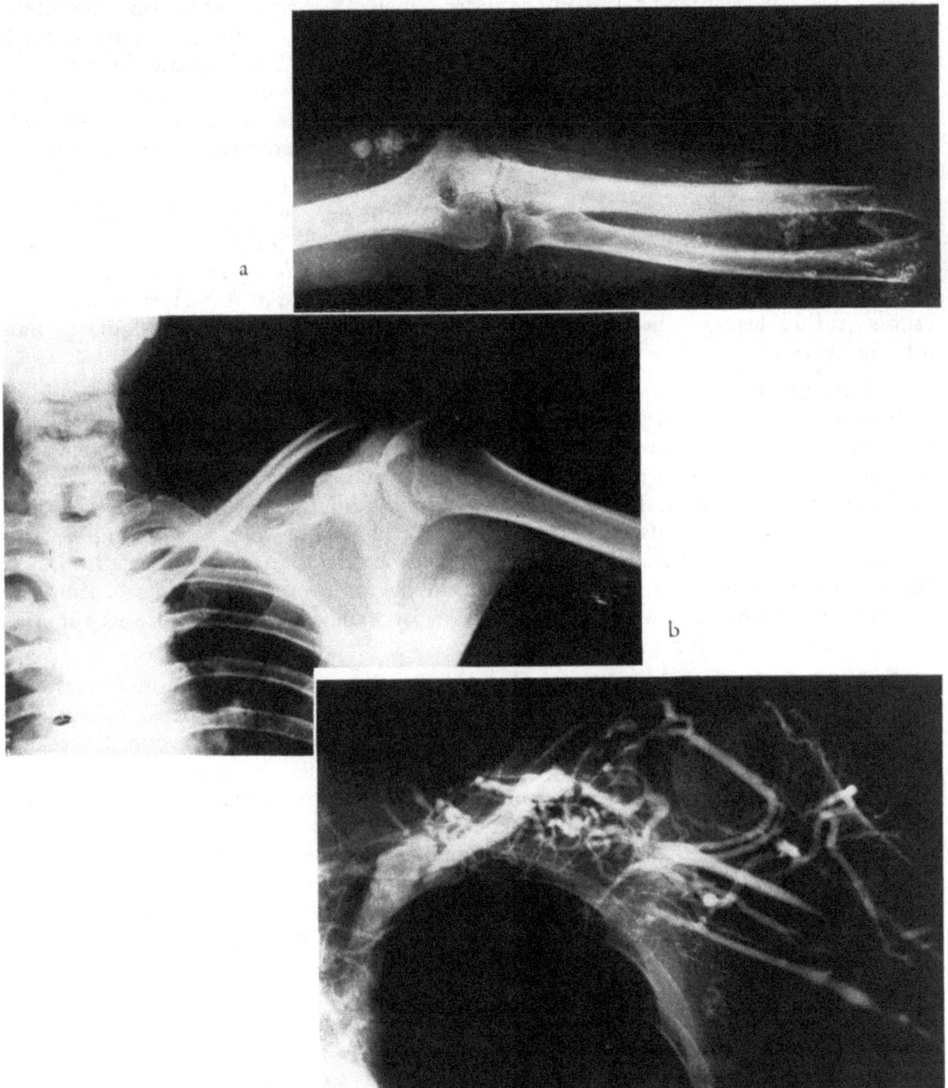

Abb. 23 a, b u. c. J. B., geb. 19. 6. 1910, Nr. 1823/68.
Lymphblock in der Achselhöhle mit Lymphödem des Armes, etwa 10 Jahre nach operativer Ausräumung der Achselhöhlenlymphknoten wegen eines Mamma-Karzinoms. Achselvenenverschluß mit gut ausgebildetem Umgehungskreislauf.
Keine postoperative Bestrahlung!

Bemerkenswert ist bei dieser Patientin, daß sich das schwere Lymphödem nach Bestrahlung mit 6000 RH Gammastrahlen des Kobalt-60, in zwei Serien verabreicht, vollständig zurückbildete. Chirurgischerseits war wegen der Ausdehnung des Prozesses nur eine Mastektomie vorgenommen worden. Leider war die Patientin nicht mit einer zweiten Armlymphographie einverstanden.

Als nächstes werden die Röntgenbilder einer 58jährigen Patientin vorgestellt (**Abb. 23 a, b und c**), bei der sich seit etwa 2½ Jahren zunehmend ein hartes, durch Lagerung nicht zu beeinflussendes Armödem entwickelte. Die Umfangsdifferenz betrug in Oberarmmitte inzwischen 12 cm. Die Patientin war vor etwa 10 Jahren wegen eines Mammakarzinoms in typischer Weise mit Entfernung des Lymphknotengewebes aus der Achselhöhle operiert worden. Hinweise auf Metastasen oder ein Rezidiv erbrachte die Untersuchung nicht.

Das Lymphogramm läßt eine komplette Blockade der Lymphgefäße in der Achselhöhle erkennen. Das Füllungsbild des Unterarms (**Abb. 23 a**) ist typisch für ein Lymphödem mit Erweiterung der Lymphkapillaren der Haut. Das Venogramm (**Abb. 23 c**) deckt einen ebenfalls kompletten Verschluß der Achselvenen auf. Der venöse Abfluß erfolgt über einen kräftig ausgebildeten Kollateralkreislauf, so daß sich die obere Hohlvene wieder kontrastreich anfärbt.

Welche allgemeinen Schlußfolgerungen lassen sich aus den Röntgenbildern und der Anamnese dieser Patientin ziehen? Der operative Eingriff mit der Entfernung des lymphatischen Gewebes aus der Achselhöhle allein genügt, ein Lymphödem hervorzurufen. Eine Latenz von mehreren Jahren kann zwischen Operation und Auftreten der Komplikation liegen. Das Venogramm allein bringt keine umfassende Klärung des Armödems; positiv ausgedrückt: Erst die Kombination von Lymphographie und Venographie erlaubt eine vollständige Aussage über die Genese der Armschwellung. Das Lymphogramm erklärt das klinische Bild des indurierten Armödems. Ein spät auftretendes Ödem nach Mamma-Amputation ist kein eindeutiger Hinweis für Metastasen oder ein Rezidiv.

Bei einer 28jährigen Patientin wurde 1961 eine Lymphogranulomatose festgestellt. Als erste Tumormanifestation lagen vergrößerte Lymphknoten im Bereich des Mediastinums, der linken Schlüsselbeingrube und der linken Achselhöhle vor. Insgesamt wurden in einem auswärtigen Röntgeninstitut 1962 und 1963 bei der Patientin auf die linke Achselhöhle unter konventionellen Bedingungen (200 kV) in 2 Serien 10 000 R/O eingestrahlt. Die linke Halsseite und die linke Supraklavikulargrube erhielten später in der hiesigen Klinik insgesamt 5000 R Gammastrahlen des Kobalt-60, und 3000 R schnelle Elektronen des Betatrons (17 MeV) wurden auf die linke Halsseite appliziert. Im Bestrahlungsbereich konnten vergrößerte Lymphknoten nicht mehr beobachtet werden. Es entwickelte sich jedoch über dem Musculus deltoideus auf der gleichen Seite 1966 ein blumenkohlartiger, bei der Untersuchung bereits handtellergroßer Tumor, der feingeweblich als Lymphogranulomatose der Haut identifiziert werden konnte. Seit Mitte 1965 schwoll der linke Arm progredient an und hatte zur Zeit der Untersuchung monströse Formen angenommen. Die Schwellung ging auf die Nackenpartie und die homolaterale Brustwand über. Auch die Mamma war prall gespannt und gegenüber der kontralateralen Seite aufgerichtet.

Die Röntgenbilder nach Lymphographie des Armes zeigen im Unterarmbereich das typische Lymphödem, wobei die Kontrollaufnahme nach 24 Stunden die übliche Abflußverzögerung aufweist. Die Aufnahmen des Oberarms lassen erkennen, wie sämtliche Gefäße in der Achselhöhle unterbrochen sind. Es besteht also ein kompletter Lymphblock (**Abb 24 a und b**). Der Kontrastmittelabfluß erfolgt über die gesamte

Zirkumferenz des Oberarms. Man sieht, wie in der Achselhöhle der Dermal-back-flow auf die Haut der Mamma übergeht. In der Mamma haben sich Lymphknoten kontrastmittelgefüllt dargestellt. Die Lymphgefäße der Brustwand ziehen einerseits abwärts bis zum Rippenbogen, und andererseits verlaufen sie ebenso gürtelförmig, mehr

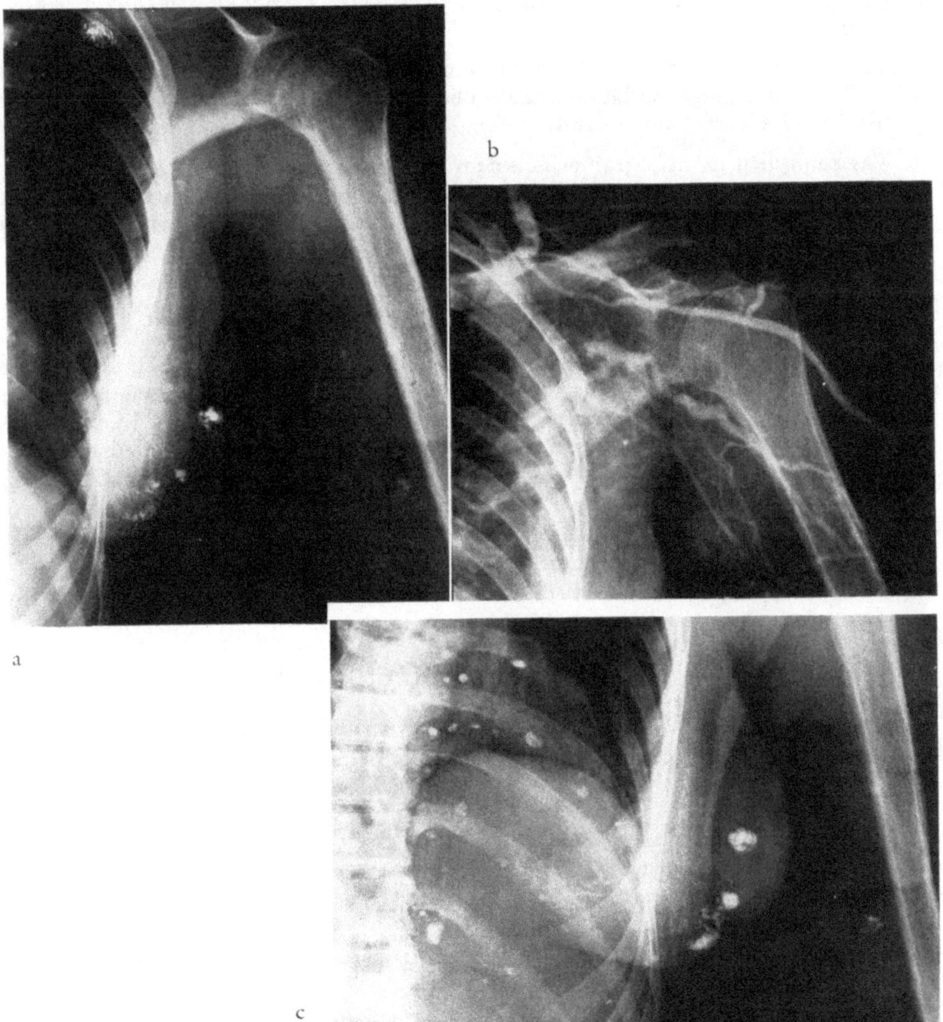

Abb. 34 a, b u. c. Ch. G., geb. 16. 4. 1900, Nr. 4490/68.

Entwicklung eines Armödems etwa 3 Jahre nach ausschließlicher Röntgenbestrahlung der Achselhöhle unter konventionellen Bedingungen wegen einer Lymphogramulomatose. Vollständiger Achselvenenverschluß bei gut entwickeltem Kollateralkreislauf. Totaler Lymphblock in der Achselhöhle. Darstellung des lymphatischen Umgehungskreislaufes über die Gefäße der lateralen Thoraxwand einschließlich der Mamma, in der sich Lymphknoten angefärbt haben. Darstellung von mediastinalen und intercostal gelegenen Lymphknoten.

den Rippen parallel nach medial. Nach weitgehendem Kontrastmittelabfluß stellen sich neben den Lymphknoten der Mamma in den Interkostalräumen VI-XII multiple bis erbsgroße Lymphknoten dar. Zu einem Teil sind es Lymphknoten des unteren Mediastinums; mindestens 1 Lymphknoten liegt auf der kontralateralen Seite; zum Teil sind die Lymphknoten aber auch interkostal zu erkennen. Der tiefstgelegene Lymphknoten projiziert sich auf den ventralen Anteil der 11. Rippe. Die hier nicht wiedergegebene Aufnahme des Thorax läßt sogar einen Lymphknoten in der rechten Axilla erkennen.

Im Venogramm (**Abb. 24 c**) ist ein kompletter Verschluß der Achselvenen zu sehen. Der Umgehungskreislauf verläuft über Schulter- und Halsgefäße sowie über Gefäße der lateralen Thoraxwand.

Was kann dem Lymphogramm und dem Venogramm entnommen werden? Die Bestrahlung eines pathologischen Prozesses in der Achselhöhle mit genügend hoher Dosis reicht aus, ein Lymphödem entstehen zu lassen. Das Ödem tritt nach einer Latens zwischen Bestrahlung und Armschwellung von mehreren Jahren auf. Eine „Sofortwirkung" der Strahlen auf die Funktion des Lymphsystems ist nicht festzustellen. Das spät auftretende Ödem des Armes wird durch Narbenschrumpfung des bestrahlten Gewebes hervorgerufen. Die Venen werden mit in die Narbe einbezogen. Der lymphatische Umgehungskreislauf erfaßt die gesamte Zirkumferenz des Armes und geht auf die homolaterale Thoraxwand und die Schulter-Halspartie über. Die Mamma wird in diesem Prozeß u. a. mit einbezogen. Der Anschluß an den ungestörten Lymphkreislauf erfolgt zum Teil über Lymphknoten und Lymphgefäße des Mediastinums. Lymphogramm und Venogramm bei Vorliegen eines Armödems nur nach Operation oder nur nach Bestrahlung lassen sich nicht unterscheiden.

Als Nutzanwendung für die praktisch-klinische Tätigkeit läßt sich aus den Untersuchungen der Armschwellung nach Mamma-Amputation folgendes ableiten:

Schlußfolgerungen für die Klinik

1. Die Armschwellungen nach radikaler Mamma-Amputation sind Lymphödeme.
2. Ursache des Lymphödems ist die Unterbrechung der Lymphzirkulation. In den vorliegenden Fällen vornehmlich
   a) durch Lymphknotenmetastasen
   b) durch Narbenbildung nach Operation
   c) durch Narbenbildung nach Bestrahlung.
3. Tritt im Verlaufe der Behandlung eines Mammakarzinoms kein Armödem auf, reicht die verbliebene Kapazität des Lymphsystems aus.
4. Die Schwere des Ödems ist im wesentlichen vom Umfang der Lymphzirkulationsstörung abhängig.
5. Venöse Stauungen der Achselvenen allein vermögen auf die Dauer keine Armschwellung zu machen.
6. Eine venöse Stauung verschlimmert das Lymphödem.
7. Der Umgehungskreislauf beim Lymphödem erfolgt über die restlichen Gefäße oder über die Lymphkapillaren der Haut im Sinne eines Dermal-back-flow.
8. Der intrakutan liegende Umgehungskreislauf erfaßt die gesamte Armzirkumferenz.
9. Eine Therapie erscheint nur sinnvoll, wenn sie die Ableitung der Lymphe in die Peripherie des Armes berücksichtigt.

10. Bei der Behandlung des Lymphödems des Armes darf die Hautzirkulation nicht behindert werden. (Bandagen, Büstenhalter usw.)
11. Das Venogramm allein genügt zur Klärung einer Armschwellung nicht, ist aber zur Gesamtbeurteilung notwendig.
12. Lympho-venöse Anastomosen lassen sich am Arm lymphographisch nicht nachweisen.
13. Die Transportfunktion des Lymphgefäßes wird durch eine Bestrahlung nicht unmittelbar beeinflußt, eine Blockade ist also auf diese Weise nicht möglich.
14. Lymphogramme und Venogramme bei vorliegender Armschwellung nach ausschließlicher Operation oder Bestrahlung zeigen keine Unterschiede.

F. Diskussion

Veröffentlichungen über die Lymphangiographie sind in der Weltliteratur heute kaum noch zu übersehen. Es besteht der Eindruck, daß die Erforschung des Lymphsystems allgemein seit der Veröffentlichung von KINMONTH im Jahre 1952 wieder verstärkt eingesetzt hat. KINMONTH beschrieb zum ersten Male eine relativ einfache und ungefährliche Darstellungsmethode von Lymphknoten und Lymphgefäßen. Die Untersuchungstechnik kann heute als ausgereift gelten, wenn man sich auch ein wasserlösliches Kontrastmittel mit den gleichen Eigenschaften des gebräuchlichen öligen Lipiodol-ultrafluid wünschen möchte. Die weitaus meisten Veröffentlichungen betreffen die unteren Extremitäten mit ihren iliakalen und paraaortalen Lymphabflußgebieten. GREGL und Mitarb. halten die kaudale Lymphographie für eine der verläßlichsten röntgenologischen Standardmethoden. Auch ARNULF u. a., COLLETTE, RÜTTIMANN, GOFFRINI u. a., GERTEIS, HOHENFELLNER und Mitarbeiter sowie WALLCE u. a. sind vom Aussagewert der Lymphangiographie für ihre klinische Tätigkeit überzeugt. Aber es gibt auch zurückhaltende Stimmen (ABBÉS, FISCHER, SHEEHAN, MALAMOS, REIFFENSTUHL, FRISCHBIER). Insgesamt kann man jedoch feststellen, daß der Wert der Lymphographie auch bei kritischer Einstellung zunehmend erkannt wird. Eine kritische Einstellung erscheint auch geradezu notwendig, da der Methode an sich Grenzen gesetzt sind. Es handelt sich längst nicht mehr um eine Untersuchung, die aus rein wissenschaftlichen Gründen ausgeführt wird. Die Indikationen zur Untersuchung können heute relativ streng gestellt werden.

Die Zahl der Arbeiten, die sich mit der Armlymphographie beschäftigten, ist hingegen klein. Auch hier gibt es Zustimmung (u. a. GOFFRINI & Mitarb., GALLI u. a. sowie RENDALL & PETEY) und Zurückhaltung (u. a. BALMES & Mitarb.). Ein sicheres Urteil über den Wert der Armlymphographie vermag man jedoch nicht zu fällen. Die Untersuchungstechnik ist heute im wesentlichen überall gleich. Sie wird in Lokalanästhesie durchgeführt. Eine Allgemeinnarkose (ACCONIA, 1957) erscheint überflüssig.

Komplikationen durch die Anwendung des öligen Kontrastmitels sind bisher bei Armlymphographien nicht beschrieben worden. Es handelt sich hierbei auch nur um Mengen von 4—5 ccm. Bei sehr vielen Untersuchungen werden Kontrastmittelextravasate gesehen. Prädilektionsstellen gab es dabei nicht. Die durch Ruptur der Lymphgefäße entstandenen Extravasate waren auch noch nach Wochen auf den Röntgenaufnahmen zu sehen. Sie behindern die Beurteilung der Lymphknoten nicht wesentlich (KENDALL & Mitarb.). Wie auch GALLI & Mitarb. sowie BARBAINI & Mitarb. bestätigen, sind Kontrastmittelaustritte bei der Lymphangiographie häufiger am Arm als am Bein. Die Ursache dafür kann in einer zu großen Injektionsgeschwindigkeit zu suchen sein. Außerdem überschreiten so große Kontrastmittelmengen akut das Fassungsvermögen des Gefäßsystems. GALLI weist auf individuelle Unterschiede hin. Das Alter und damit die Rigidität des Gewebes scheint eine Rolle zu spielen. Wichtig erscheint die Beobachtung von HODEL & ELKE (1967), die auch bei niedrigem Injektionsdruck im Lymphknoten feingeweblich Sinuszerreißungen ohne röntgenologisch nachweisbare Abflußbehinderungen diagnostizieren konnten. Auf diesen Befund wird später noch einmal eingegangen. Extravasate nach Ruptur des Lymphgefäßes dringen in solche Spalten vor, die der Ausbreitung den geringsten Widerstand entgegensetzen (BARTELS, 1909). Das die Blutgefäße, insbesondere die Venen, umgebende Bindegewebe erscheint hierfür besonders prädisponiert, so daß die Venen in ihren Umrissen nach Lymphgefäßruptur häufiger sichtbar werden. Aus dem Verlauf der Kontrastmittelextravasate läßt sich besonders im Unterarmbereich deutlich der getrennte Verlauf von Lymphgefäßen und Blutgefäßen ablesen. Daß auch Nervenscheiden (KREEL, 1967) umflossen werden, konnte nicht beobachtet werden. Das häufige Vorkommen von Extra vasaten ohne Bevorzugung einer Region widerspricht der Auffassung von GOFFRINI & Mitarb. (1964), sowie von FUCHS (1965), die Paravasate im Achselhöhlenbereich zeugten für erschwerten Kontrastmitteldurchfluß und hätten damit Bedeutung für die Metastasenfindung. Dazu kann auf die **Abbildungen 8 und 9** verwiesen werden, die große Extravasate sogar entlang des zephalischen Lymphgefäßes bei gesunden Frauen kenntlich machen.

Die Auffassung, die Zeichnung der Venenumrisse durch die Extravasate bedeute die Darstellung einer lymphovenösen Anastomose (KRIESMANN u. a., 1969, HERMAN u. a., 1964), muß als unrichtig angesehen werden, da sich bei Kontrollaufnahmen das Kontrastmittel noch nach Wochen und Monaten an gleicher Stelle nachweisen läßt.

Über den variablen Verlauf der Lymphgefäße besteht in der Literatur Übereinstimmung. Viel diskutiert wird allerdings das zephalische Lymphgefäß, das mit der V. cephalica kranialwärts zieht. Die Meinung von JOSSIFOW (1930), es handele sich um ein Solitarägefäß, widerlegt **Abbildung 6,** welche in Höhe des proximalen Oberarmschaftes zwei Gefäße zur Darstellung bringt.

Nicht selten hört man, daß der Truncus cephalicus, wie das Gefäß auch benannt wird, nur dann durch Lymphangiographie sichtbar wird, wenn ein wesentliches Abflußhindernis der Lymphzirkulation vorliegt (GOFFRINI & Mitarb. 1964). Auch für BOBBIO & Mitarb. (1962) erscheint seine Auffüllung der Beweis für eine Stase in der Axilla. Unter Normalbedingungen soll es nicht auftreten. Für das eigene Krankengut stimmt das sicher nicht. Bei allen 155 Lymphangiographien kam es fünfzehnmal vor, darunter zwölfmal ohne Lymphflußbehinderung und nur dreimal bei den untersuchten 15 schweren Lymphödemen. Zweifellos hat das Gefäß dennoch für den Umgehungskreislauf nach chirurgischer Achselhöhlenausräumung eine besondere Bedeutung, da es außerhalb des Operationsgebietes liegt.

Die Lymphknotendarstellung in der Achselhöhle ist sehr unregelmäßig, und fehlende oder mangelhafte Darstellung von Lymphknoten und sogar von Lymphknotengruppen erscheint bei Gesunden die Regel. Sie ist also kein Zeichen eines pathologischen Prozesses. Dieses Ergebnis ist um so bedeutender als VOGT-HÖRNER & CONTESSO bei 850 Frauen in der Zeit von 1954 bis 1961 bei ihren histologischen Untersuchungen 73mal nur einen einzigen metastatisch befallenen Lymphknoten diagnostizieren konnten. Die Zahlen der in **Tabelle 2** aufgeführten Untersuchungsergebnisse sprechen für sich. Bei zwei der Untersuchten hatte sich axillär kein Lymphknoten angefärbt, und weitere 8 von insgesamt 94 Patienten wiesen nur 1 bis 5 Lymphknoten im Lymphogramm auf. Insgesamt verschlechtert sich das Ergebnis weiterhin bei der Untersuchung infraklavikulärer Nodulae. Für die Beurteilung der supraklavikulären Region hat die Lymphangiographie vom Arm aus keine Bedeutung, da sich in mehr als 50 % keine Darstellung erzielen läßt. Die Methode ist also für die Lymphknotendarstellung der Supraklavikulargrube gänzlich ungeeignet.

Die gezielten eigenen Untersuchungen mit der Gegenüberstellung des histologischen und lymphographischen Bildes zeigen ebenso eindeutig, daß die mangelhafte oder fehlende Anfärbung sowohl gesunde als auch pathologisch veränderte Lymphknoten betrifft. Auch GOFFRINI & Mitarb. (1964), BOBBIO (1962) sowie HODEL & ELKE

(1967) diagnostizierten nicht gefüllte Lymphknoten in erreichbaren Lymphabflußgebieten. HODEL & ELKE erklären dieses „Überspringen bzw. Umgehen" durch lymphatische Kurzschlußwege.

Versucht man eine erste Wertung der Armlymphographie, dann kommen schon, was die Darstellbarkeit der Anatomie der ungestörten Lymphknoten angeht, die ersten Zweifel über die Brauchbarkeit der Methode. Es erscheint Skepsis angebracht, wenn schon ohne Vorliegen von Metastasen eine so große Unsicherheit in der Kontrastmittelanfärbung der Lymphknoten besteht. Das ist für den Aussagewert der Armlymphographie von erheblicher Bedeutung. Aber nicht nur der Aussagewert der Armlymphographie ist betroffen, sondern auch solcher Methoden, die auf Lymphknotendarstellung angewiesen sind; so der Aussagewert des Szintigramms der Achsellymphknoten, geschweige der Knoten der Supraklavikulargrube, wenn die Untersuchung vom Arm her ausgeführt wird. Sollte sich die endolymphatische Radiotherapie für die Lymphknoten des Beckens (u. a. REIFFENSTUHL, 1967) durchsetzen, so muß sie — entgegen den Auffassungen von unter anderem BARBAINI & Mitarb. 1962, sowie WEIL, 1967 — am Arm versagen, da die Lymphknoten in der Regel inkonstant angeflossen werden. Darüber hinaus versagt die endolymphatische Radiotherapie mit P^{33} oder AU^{198} gerade da, wo die Strahlenwirkung am nötigsten wäre; die Wirkung der endolymphatischen Behandlung mit freien Isotopen setzt einmal die annähernd komplette Füllung der vorhandenen Lymphknoten voraus, zum anderen werden mehr oder weniger durch Tumormassen ersetzte Lymphknoten nicht mehr angeflossen, da die Lymphzirkulation unterbrochen ist. Die Metastasen werden somit durch die strahlenden Substanzen zum Teil nicht erreicht. Die gleichen Bedenken treten bei der Beurteilung der Chromolymphographie auf, bei der mit dem Lipiodol ultrafluid gleichzeitig ein Farbstoff, meist Chlorophyll, injiziert wird. Der Farbstoff soll eine intravitale Grünanfärbung der Lymphknoten bewirken und die Lymphknoten während der operativen Ausräumung der Achselhöhle besser im Gewebe erkennen lassen (GREGL u. a., 1968, RIGRUTTA u. a., 1964). Auf diese Weise sei eine größere Radikalität zu erreichen; außerdem bringe die Farbstoffmarkierung der Lymphknoten durch Verkürzung der Operationsdauer einen Vorteil für den Patienten. Ähnlich argumentieren GALLI & Mitarb. (1963), die durch intraoperative Röntgenbilder den Umfang der chirurgischen Ausräumung kontrollieren wollen. Auch unter diesem Gesichtspunkt ist die Armlymphographie aus den genannten Gründen eine insuffiziente Methode.

Die Beobachtung, daß in der Achselhöhle eine Umkehrung des Lymphflusses möglich ist, bestätigen unter anderem BOBBIO & Mitarb. (1962). So wird z. B. ein Lymphfluß von den zentralen zu den subskapularen Lymphknoten beobachtet, der nach klassischer Anschauung nur in umgekehrter Richtung besteht. Während BOBBIO & Mitarb. sowie GOFFRINI u. a. die Darstellung subskapulärer Lymphknoten nur unter pathologischen Bedingungen zu sehen glauben, ist nach GALLI & Mitarb. (1963) die retrograde Anfärbung normalerweise möglich und wird von diesen Autoren nicht als Zeichen einer Metastasierung gewertet. Dieser Auffassung muß man sich nach den eigenen Beobachtungen anschließen. Eine Umkehrung des Lymphstromes tritt auch bei Gesunden auf. Die Bedingungen bleiben dabei wegen der Inkonstanz der Befunde unklar. Die intralymphatische unphysiologische Druckerhöhung während der Injektion und das plötzlich auftretende, die Kapazität des Lymphsystems überschreitende Kontrastmittelangebot gehören sicher mit zu den Ursachen. Auf diese Weise werden allerdings zu einem Teil die Bedingungen einer Lymphstauung imitiert.

Ein wesentlicher Teil der Untersuchungen galt der Klärung der Frage, inwieweit sich Lymphknotenmetastasen mit genügender Sicherheit nachweisen lassen. Dabei stellt sich heraus, daß die direkten und indirekten Zeichen einer Metastasierung, die bei der caudalen Lymphographie zu beobachten sind, in der Achselhöhle und in den Schlüsselbeingruben nur eingeschränkte Beweiskraft haben. So eindeutig sich die Befunde auch im Röntgenbild darstellen mögen, erst die feingewebliche Untersuchung vermag endgültig den Charakter der Veränderungen zu klären. Abnormale Morphologie und Architektur von Lymphknoten im Röntgenbild zeigen nicht immer einen pathologischen Prozeß an. Verschiedene pathologische Prozesse rufen die gleichen Röntgenveränderungen hervor, und gleiche pathologische Prozesse stellen sich im Röntgenbild variabel dar (VIAMONTE & Mitarb., 1963, WEISSLEDER & OBRECHT, 1964). Füllungsdefekte gibt es bei Entzündungen und Metastasen. Die Frühdiagnose ist fast nicht möglich (KENDALL u. a., 1963), da sich die Metastasen in der Regel neben einem Lymphfollikel entwickeln und in diesen hineinwachsen. Dazu ist das Bild der Metastase durch eine wechselnde Zahl ungleichmäßig und ungleich verteilter und begrenzter Kontrastaussparungen veränderbar (TJERNBERG, 1959). Randständigkeit des Defektes schließt fettige Invulotion und Entzündung nicht aus (HULTÉN & Mitarb., 1966).

Während ABBES (1965) behauptet, Entzündungen und Tumoren könne man gut unterscheiden, sind schon für die eigenen Untersuchungen Bedenken anzumelden; danach kann man in der Achselhöhle nur bedingt die Diagnose einer gutartigen degenerativen Veränderung stellen, selbst wenn die Veränderung typisch erscheint. Fettige Degeneration und Entzündung eines Lymphknotens bilden nach KENDALL & Mitarb. die Hauptirrtümer. Die weit sichere Interpretation der kaudalen Lymphographie beruht nicht zuletzt auf den gewöhnlich geringen Veränderungen, die die iliakalen und paraaortalen Lymphknoten im Lymphogramm aufweisen. DECLEVE & MALDAGNE (1966) verglichen anatomisch-histologische Befunde mit den lymphographischen Bildern und mußten ebenfalls feststellen, daß im Lymphogramm die Gut- oder Bösartigkeit einer Veränderung nicht immer eindeutig bestimmt werden kann. Fibrosen und entzündliche Veränderungen können Metastasen geradezu vortäuschen (JANISCH & WAGENBICHLER, 1968).

Nicht selten werden indirekte Zeichen einer Metastasierung für die Armlymphographie mit zur Beurteilung herangezogen. (VIAMONTE u. a., 1963, GALLI u. a., 1963). Als solche gelten Verdrängung von Lymphknoten und Lymphbahnen, Darstellung von Kollateralen, Lymphstau und Kaliberschwankungen afferenter Lymphbahnen und deren Abbruch. Summarisch gesehen mag das richtig sein; wie die eigenen Untersuchungen aber lehren, haben diese Symptome für sich keine Beweiskraft. Hier hat sogar Füllungsausfall bzw. inkomplette Lymphknotenfüllung, verbunden mit Stauungszeichen, Anlaß zu falsch-positiven Urteilen gegeben. Reste von Kontrastmitteln in den Lymphgefäßen nach 24 Stunden haben entgegen von v. KEISER & FRISCHBIER (1964) praktisch nur geringe Bedeutung.

Füllungsabbrüche von Lymphgefäßen, wie sie BELTZ & THURN nach Beinlymphographie besonders in den Lymphknotenstationen der Primärtumoren beobachteten, können dort sicher auf Metastasen hinweisen. Auf die Armlymphographie läßt sich diese Aussage nicht einfach übertragen (**Abbildung 18 a und b**). Es hat den Anschein, daß auch andere dynamische oder gewebliche Veränderungen in der Achselhöhle einen Lymphgefäßabbruch verursachen können.

Bewertet man die definitive Übereinstimmung des feingeweblichen mit dem lymphographischen Bild, so ergibt sich schon bei der kaudalen Lymphographie kein eindeutiges Bild. VIAMONTE & Mitarb. (1963) hatten bei 81 ausgewerteten Fällen 89 % richtige Diagnosen. Unter den 11 % Fehldiagnosen waren zwei falsch-positive und 7 falsch-negative Ergebnisse. Bei FRISCHBIER betrug die Übereinstimmung lymphographischer und klinischer Befunde 63 %. 9 % wurden fehlgedeutet; bei

28 % konnte der klinische Untersuchungsbefund erweitert werden. Eine Übereinstimmung mit den feingeweblichen Untersuchungsbefunden von mehr als 90 % hatten GERTEIS (1964) und AVARETTE & Mitarb. (1964).

Deutlich schlechter stellt sich das Ergebnis bei der Armlymphographie dar. Bei sämtlichen 131 eigenen Untersuchungen wurde sechzehnmal (8 %) eine Feldiagnose gestellt. Dabei ist zu berücksichtigen, daß bei 85 der Untersuchten falsch-negative Ergebnisse nicht gestellt werden können, da bei ihnen keine Metastasen in der Achselhöhle vorlagen bzw. wegen der gutartigen Grunderkrankung nicht vorliegen konnten. Das ist um so mehr von Bedeutung, als gerade die falsch-negativen Diagnosen einen hohen Prozentsatz von Fehldiagnosen bei nachgewiesenem Mamma-Karzinom ausmachen. Bei den vorliegenden Untersuchungen waren es 11 von 46 Patienten (bei zirka einem Viertel).

Ähnliche Ergebnisse legt auch ABBES (1965) mit 2 falsch-positiven und 6 falsch-negativen Diagnosen bei insgesamt 38 Patienten vor. KENDALL & Mitarb. (1963) untersuchten insgesamt 9 Patienten, davon 2 bei denen kein Anhalt für ein Mamma-Karzinom vorlag. Bei 7 Untersuchungen wurde die Diagnose korrekt gestellt. Es waren 2 falsch-positive Ergebnisse zu verzeichnen. Die Fehlerquote ist also hier hoch. HULTÉN & Mitarb. (1966) untersuchten präoperativ 11 Patienten, wovon 3 gutartige Mamma-Tumoren hatten. Anhand des Lymphogramms diagnostizierten sie sechsmal Metastasen in der Axilla, die auch histologisch bestätigt werden konnten. Bei den restlichen fünf mußte viermal der Verdacht auf Vorliegen von Metastasen ausgesprochen werden. Nur eine Untersuchung ließ röntgenologisch die Achselhöhle unauffällig erscheinen. Gerade in diesem Falle lagen jedoch feingeweblich Metastasen vor. Von den 11 Lymphographien wurden somit letztlich nur 6 einwandfrei beurteilt.

SHIBATA u. a. (1966) hatten bei 14 Armlymphographien 2 falsch-negative (zu kleine Metastasen, vollständige Durchsetzung des Lymphknotens mit Tumorgewebe) Diagnosen und ein falsch-positives (Fettgewebe) Ergebnis; kamen aber etwas unverständlich zu dem Schluß, es ergebe sich insgesamt eine gute Übereinstimmung.

Wenn schon bei der wenig detaillierten Fragestellung, ob eine grundsätzliche Übereinstimmung von Röntgenbild und feingeweblicher Untersuchung vorliegt, eine so geringe Korrelation besteht, so wird das Ergebnis durch gezielte lymphographische und feingewebliche Lymphknotenuntersuchungen noch schlechter. Bei 36 Patienten gab es im eigenen Material nur 20mal eine volle Übereinstimmung! Daß allein bei 14 von 36 Patienten „leere Lymphknoten" bei der feingeweblichen Untersuchung Metastasen aufweisen, macht die Unsicherheit für die bindende Diagnose deutlich. Über die gleiche Unsicherheit klagen KENDALL u. Mitarb. (1963), die bei 7 gezielten Untersuchungen an 37 kontrastmittelgefüllten Lymphknoten zehn falsch-positive und 1 falsch-negative Diagnose stellten. Sie untersuchten ebenfalls die nicht angeflossenen „leeren Lymphknoten". Von 20 Lymphknoten waren dabei 14 durch Tumor-Metastasen ersetzt und 6 normal. HULTÉN & Mitarb. (1966) stellten präoperativ bei 8 Patienten in der Achselhöhle durch die Lymphangiographie 43 Lymphknoten dar, davon waren 8 tumorverdächtig. Durch die postoperative Untersuchung wurden jedoch 116 Lymphknoten nachgewiesen, von diesen wiesen 43 Metastasen auf. Es stellte sich also präoperativ weniger als die Hälfte der Lymphknoten dar, und nur zirka ein Fünftel davon hatte verdächtige Veränderungen.

Schlechte Übereinstimmung des histologischen und röntgenologischen Bildes bestätigen SCHAFFER & Mitarb. (1963) sowie LANI & MARENO (1966). Nur ABBES (1963) u. GOFFRINI & Mitarb. (1964) sind bei einem Vergleich zwischen Röntgenbild und Histologie mit ihren Untersuchungsresultaten zufrieden.

Die Schlußfolgerung aus den Untersuchungsergebnissen zu ziehen, erscheint nach den Ausführungen relativ einfach: Die Armlymphographie ist zur Diagnostik von Metastasen in der Achselhöhle nicht geeignet. Die Untersuchung erweist sich beim Vergleich von Röntgenbild und feingeweblicher Untersuchung als zu ungenau. Die Gründe dafür seien einmal noch kurz aufgeführt: Inkonstanz der Lymphknotendarstellung, Frühdiagnose nicht möglich, mangelhafte Differenzierbarkeit von degenerativen und entzündlichen Veränderungen in der Axilla, sogenannte indirekte Zeichen der Metastasierung haben nur beschränkten Aussagewert.

Nach GALLI & Mitarb. (1963) werden bei der Lymphangiographie des Armes im allgemeinen Lymphknoten dargestellt, die sich bereits klinisch erfassen lassen. Diese Aussage stimmt sicher nicht. So unregelmäßig auch die Kontrastmittelspeicherung der Achsellymphknoten erfolgt, der Aussagewert der Lymphangiographie ist gegenüber dem Tastbefund sicher größer, wie aus den eigenen Untersuchungen hervorgeht. Die Zahl der tastbaren Nodulae ist ganz erheblich kleiner wie **Tabelle 3 und 4** ausweisen.

Der Tastbefund läßt keine sicheren diagnostischen oder therapeutischen Schlüsse zu. Achselhöhlenmetastasen werden histologisch auch dann gefunden, wenn keine Lymphknoten tastbar sind. Eine Stadieneinteilung des Mamma-Karzinoms nach dem Tastbefund ist daher nicht möglich (BERNDT, 1967). Zu dem gleichen Schluß kommen HALLAMA & SCHERER (1967), die zudem angeben, daß man in über 90 % beim Mamma-Karzinom Metastasen in den Lymphabflußwegen nachweisen kann. Die Radikalität des Eingriffes wird damit in Frage gestellt. Lassen sich überhaupt Lymphknoten tasten, so ist meist schon eine hochgradige Durchsetzung der Lymphknoten mit Tumorgewebe vorhanden.

Die Lymphangiographie des Armes hat gegenüber dem Tastbefund einen besseren Aussagewert, zumal die Lymphangiographie in Einzelfällen noch Art und Umfang der Veränderungen zeigt. Trotz ihres größeren Aussagewertes bleibt jedoch so viel Unsicherheit, daß sich eine generelle Anwendung dieser aufwendigen Untersuchung für die Metastasensuche nicht empfiehlt.

Das Armödem

Das Armödem nach Mamma-Amputation ist die häufigste schwere Komplikation. Die Zahlenangaben schwanken zwischen 5 und 85 % (KRIESMANN). Eine der größten diesbezüglichen Statistiken der letzten Jahre stammt von GREGL, POPPE u. a. (1967), die bei 1155 Frauen in 33,5 % Armschwellungen feststellten. (MILICEVIC & NIKOLIC 30 %, BONO u. a. 7—8 %, KRIESMANN 16,4 %, KRYRLE 30 %, NIAS 51 %, GODART & Mitarb. 11 %). Die weitaus meisten Ödeme entwickeln sich im ersten Jahr nach der radikalen Achselhöhlenausräumung. Nach MILICEVIC & NIKOLIC erreichen 95 % die maximale Ausdehnung schon einige Wochen nach Abheilung der Operationswunde. Das Auftreten des Lymphödems ist jedoch noch nach Jahren möglich. Die Lymphographie ist bei der postoperativen Armschwellung von Bedeutung, weil sie in der Lage ist, die Genese des Ödems aufzuklären (KOEHLER, 1964; GREGL & KIENLE 1966). BALMÉS geht sogar soweit zu erklären, daß eine Armlymphographie nur beim Ödem einen Sinn hat. Nach DE ROO (1967) ist eine Armschwellung unbekannter Genese Indikation zur Lymphographie.

Nach operativer Ausräumung der Achselhöhle auftretende Ödeme sind praktisch ausschließlich Lymphödeme (REICHLE, WALLACE, FELDMANN, BATTEZZATI, ZIEMAN, GODART, MC DONALD, COLLETTE). Das Wesentliche der Symptomatologie des

Lymphödems ist quantitativer Art und stellt — so COLLARD & FIÉVEZ (1969) — eine einfache Illustration des Gesamtpotentials der Lymphdrainage dar. Bei Durchtrennung genügend vieler Lymphgefäße resultiert ein Lymphödem (WALLACE). Von großer Bedeutung erscheint die Erkenntnis, daß die Lymphadenektomie von primären Lymphknoten einer Extremität erhebliche Veränderungen der Lymphdrainage zur Folge hat. Die Lymphadenektomie im Bereiche des Beckens oder die Entfernung eines Lymphgefäßes in dieser Höhe tritt nicht in Erscheinung, da sich die Lymphdrainage in ausreichendem Maße über die vorgebildeten Kollateralgefäße wieder herstellt (VAUGHAN, 1966, LUDVIC, 1969); die radikale Ausräumung der Leistengegend ruft eine Schwellung des Beines hervor. HUTH (1967) beobachtete das Lymphödem an der Niere, die nach Ligatur der Lymphgefäße am Nierenstiel bis zu 50 % anschwoll. Über eine Drainageinsuffizienz des Lymphsystems ist man sich jedenfalls, abgesehen von wenigen Autoren (ACCONICIA, BÖHME, GULLMO) einig; interessant ist die Beobachtung von TOTI u. a. (1961), daß beim Postmastektomiesyndrom eine langsame Obliteration der großen Gefäße und gleichzeitig eine Öffnung der Peripherie bzw. Ausbildung des subkutanen Lymphgefäßnetzes einsetzt, das dann fast ausschließlich den Lymphabfluß aus dem Arm übernimmt (BOBBIO). An Hand eigener Röntgenbilder läßt sich diese Beobachtung nicht voll bestätigen, da sich auch beim lange bestehenden Ödem ein Teil der großen Gefäße mit Kontrastmittel bis zur Achselhöhle füllte. Wahrscheinlich verführte TOTI die mangelhafte Darstellung der großen Gefäße zu dieser Schlußfolgerung. Bei gesundem Oberflächengewebe wird das anastomisierende Netz von subkutanen Lymphkanälen im Lymphogramm im Sinne eines Kollateralkreislaufes in der Haut sichtbar.

Daß die Diskussion um die Ursachen des Postmastektomiesyndroms so lange anhielt, beruht zu einem Teil auf Fehlinterpretationen von Versuchsergebnissen. Die Erklärung, warum nur bei einem Teil der unter gleichen Bedingungen operierten Patienten eine Armschwellung auftrat, ließ eine eindeutige Antwort nicht zu. Bei den mit einer Latenz von Jahren auftretenden Ödemen erschien die Erklärung noch schwieriger, wenn sie nicht nachweislich durch eine Spätmetastasierung zu deuten war. Die zur Verfügung stehenden Untersuchungsmethoden, insbesondere die Venographie, zeigten in vielen Fällen pathologische Befunde, die zu beweisen schienen, daß die Behinderung des venösen Abflusses aus dem Arm Ursache der Armschwellung war. Bis Ende der 50iger Jahre war eine relativ gefahrlose Darstellung des Lymphsystems beim Menschen nicht möglich.

Die Arbeit von DRINKER & Mitarb. (1934) wird in diesem Zusammenhang oft zitiert. DRINKER gelang es nach scharfer Durchtrennung der Lymphgefäße der Hundepfote nicht, ein Ödem zu erzeugen. Daraus wurde von einigen Autoren die Schlußfolgerung gezogen, der Lymphgefäßverschluß mache kein Lymphödem. Richtig erscheint jedoch, daß es gewöhnlich unmöglich ist, eine ausreichende Anzahl von Lymphgefäßen aufzufinden und zu unterbrechen. Auch YOFFEY & COURTICE weisen auf die Schwierigkeiten hin, bei Tieren eine komplette Lymphblockade zu erzeugen.

Beim Menschen wiesen HULTBORN & JOHNSSON (1955) mit Radiogold nach, daß nach vermeintlich vollständiger Ausräumung der Axilla noch Lymphknoten vorhanden waren. Das gleiche zeigt die Lymphangiographie in **Abbildung 20**.

TSANGARIS (1966) untersuchte 27 Patienten nach radikaler Mamma-Amputation mit Hilfe der Armlymphographie. Bei 22 war der Durchfluß des Kontrastmittels durch die Achselhöhle darstellbar. Bei ihnen bestand auch kein Ödem. Aus diesen Untersuchungen kann man folgern: Tritt nach Achselhöhlenausräumung kein Ödem auf, so ist die Lymphknotenexstirpation und damit die Unterbrechung der Lymphzirkulation einschließlich der vorgebildeten Kollateralbahnen unvollständig.

Weitere Versuche von DRINKER mit Siliziumpulver in 2,5 %iger Chinin-Lösung erbrachten nach mehrmaliger intralymphatischer Injektion ein bleibendes Ödem bei intaktem venösem Kreislauf. Es gelang mit diesen Versuchen eine vollkommene Reproduktion des menschlichen chronischen Lymphödems. BLALOCK & Mitarb. bestätigten den Versuch von DRINKER. REICHERT konnte nach glatter Durchtrennung sämtlicher Weichteile beim Hund zwar ein Ödem der Pfote erzeugen; jedoch war die Schwellung nur vorübergehend, da nachweislich die Regeneration der Lymphgefäße einsetzte.

PAPP & JELINECK (1963) erzeugten operativ Lymphödeme am Hund durch Unterbindung verschiedener großer Lymphgefäßstämme im Mediastinum, der Leberpforte und des Halses.

Die Inkonstanz des Lymphödems nach radikaler Ausräumung der Achselhöhle wurde gerne mit postoperativen Störungen der Wundheilung erklärt. Angeschuldigt wurden besonders Entzündungen (u. a. HOLMAN, MC SWAIN & GIEHL sowie HALSTED u. a.) und die postoperative Bestrahlung, auf die später noch einzugehen sein wird. Andere Autoren sehen mechanische Ursachen und geben besondere Operationsmethoden zur Verhinderung des Ödems an. Durch Belassen der Brustmuskeln (u. a. PETERFFY, 1967), durch primäre Resektion der Achselvene (MC DONALD) oder ähnliche chirurgische Maßnahmen glaubte man, das Ödem verhindern zu können. Böte jedoch ein Operationsverfahren trotz radikaler Ausräumung der Achselhöhle die Gewähr, ein Lymphödem verhindern zu können, würde es bald weltweite Anwendung finden und jede Diskussion überflüssig machen. Solange es aber erklärtes Ziel des Chirurgen ist, möglichst sämtliche Lymphknoten aus der Achselhöhle zu entfernen, werden postoperative Schwellungen des Armes auftreten. Schon im Hinblick auf die anatomischen Beziehungen ist es kaum zu verstehen, daß das Postmastektomiesyndrom auf etwas anderes als auf einen Lymphgefäßverschluß zurückgeführt werden kann (ZIEMAN).

In diesem Zusammenhang taucht immer wieder die Frage nach der Gefäßregeneration auf. Tierexperimentell haben die Lymphgefäße in einem gewissen Umfang die Fähigkeit zur Regeneration (ARNULF, 1954 & MEYER, 1906), während radikalexstirpierte Lymphknoten sich nicht wieder zeigen (ROUVIER & VALETTE). Die einfache Durchtrennung der Lymphgefäße führte je nach Größe in wenigen Tagen bis Wochen zur Neuformierung des Lymphgefäßes (LUDVIC & Mitarb., 1969). Bei der Resektion eines größeren Abschnittes eines Lymphstammes bleibt die Regeneration jedoch aus, und der Lymphabfluß erfolgt über Kollateralen. Entscheidend ist im Tierexperiment weniger die Neubildung der Lymphgefäße als die Erweiterung der intakt gebliebenen Bahnen (ROUVIER u. a.). Die Arbeiten von DANESE & Mitarb. (1962) bestätigen diese Beobachtungen. An Hunden wurde mit Hilfe der Lymphangiographie im Oberschenkelbereich die Lymphgefäßregeneration studiert. Man sah, wie bei bloßer Durchtrennung der Lymphbahnen innerhalb eines Monats der Anschluß an die proximalen Gefäße über Kollateralen zustande kam. Nach 2 Monaten war ein Kollateralkreislauf nicht mehr vorhanden, sondern die Gefäße nahmen ihren alten Verlauf. Wurden die großen proximalen Lymphbahnen reseziert, so kam es zu keiner Lymphgefäßregeneration, sondern zur Ausbildung eines Kollateralnetzes erweiterter Lymphbahnen mit Neigung zum chronischen Ödem. Inwieweit eine Wundinfektion eine Rolle spielen kann, zeigte in diesem Experiment, daß man beim Setzen einer Wundinfektion bei gleichzeitiger durchgeführter Resektion großer Gefäße ein Ödem erzeugt; die alleinige Durchtrennung eines Lymphgefäßes genügte jedoch nicht.

Daß die einfache Durchtrennung eines Lymphgefäßes wesentlich andere Konsequenzen hat, als die Entfernung eines Lymphgefäßes auf langer Strecke, wiesen auch

Fuchs (1966) sowie Sigel & Fisch (1965) für die Halsgefäße nach. Sigel & Fisch beobachteten an Menschen nach radikaler Entfernung eines Abschnittes des zervikalen Lymphsystems eine Blockade des Lymphabflusses während der gesamten Untersuchungsperiode von 12 Monaten. In der 2. postoperativen Woche begann die allmähliche Umleitung des Lymphabflusses unter Vermeidung des blockierten Operationsgebietes. Wurden die Lymphgefäße nur durchtrennt, also nicht radikal entfernt, stellte sich der Lymphabfluß wieder her.

An dieser Stelle erscheint es sinnvoll, den Einfluß der postoperativ durchgeführten Strahlenbehandlung bei der Entstehung des Lymphödems zu diskutieren. Dazu sei zuerst die Einwirkung der Strahlen auf das intakte Lymphgefäß- und Knotensystem behandelt. Kley & Mitarb. (1961 und 1963) fanden histologisch keine Beweise für strahlenbedingte mechanische oder funktionelle Blockaden des lymphatischen Gewebes unmittelbar nach der Bestrahlung. Nach Del Buono & Rüttimann besteht nach Einwirkung von 8000 R/Herd Wandregidität der Lymphgefäße, jedoch keine Obliteration. Die **Abbildung 25** zeigt an Hand einer eigenen Beobachtung die Füllungsphase nach kaudaler Lymphographie 2 Monate nach Abschluß der Bestrahlung der iliakalen und paraaortalen Lymphabflußwege mit Gamma-Strahlen des Kobalt-60, wobei am Herd in 2 Serien jeweils 4000 R eingestrahlt wurden. Es lag ein Hodenteratom vor. Weder klinisch noch röntgenologisch gab es Zeichen einer Lymphabflußstörung. Das entspricht auch den Befunden von Ludvic & Mitarb.

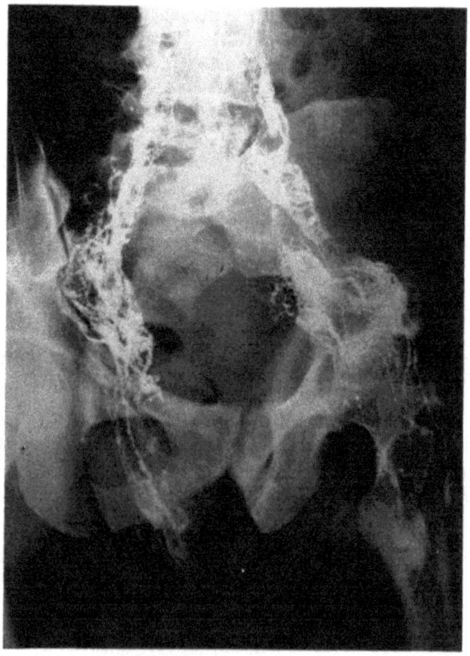

Abb. 25. A. H., geb. 27. 4. 1936, Nr. 661/68.

Wegen eines Hodentumors wurden bei dem 32jährigen Patienten in 2 Serien je 4000 RH auf die iliakalen und paraaortalen Lymphabflußwege eingestrahlt. Zwei Monate nach der letzten Bestrahlung erfolgte die Lymphographie. Die Füllungsaufnahme zeigt, daß keine Behinderung des Lymphstromes vorliegt.

(1969) sowie IRVING (1967), MALSKA-WANIEWSKA & Mitarb. (1969) & MALINA u. a. (1965). Im Tierversuch bleibt die Röntgenbestrahlung nach DETTMAN u. a. (1966) selbst bei Dosen von 10 000 R ohne Einfluß auf die Lymphzirkulation. Auch die endolymphatische Therapie, die von IRVING durchgeführt wurde, war auf die Lymphgefäße ohne Effekt. IRVING zog aus seinen Untersuchungen den Schluß, radiosensible Tumoren sollten wegen des geringen Einflusses auf das Lymphgefäßsystem bestrahlt und nicht operiert werden, da durch eine Operation tiefgreifende Veränderungen des Lymphabflusses geschaffen würden.

Die Untersuchungen von SHERMAN & O'BRIEN (1967) sagen im Prinzip das gleiche aus, d. h. eine Behinderung des Lymphabflusses wurde insgesamt auch einige Monate nach der Beendigung der Bestrahlung nicht gesehen, jedoch kam es bei der ungewöhnlichen Fraktionierung (1 × 1000 R, 3 × 800 = 2400 R und 3 × 1200 = 3600 R) an den Übergängen zum unbestrahlten Gewebe zur Gefäßruptur. Die Versuchsergebnisse lassen sich somit nicht ganz auf den Menschen übertragen, zumal 15 von 40 Hunden die Bestrahlung nicht überlebt haben. (!)

GOFFRINI & Mitarb. (1967) untersuchten die Einwirkung von Röntgenstrahlen auf die Lymphgefäßregeneration. Postoperativ sahen sie, daß die Zahl der regenerierenden Gefäße abnahm, wenn über 3500 R eingestrahlt wurden. Nach ihrer Meinung wächst ab 4000 bis 5000 R die perilymphatische Sklerose in solchem Ausmaß, daß sogar das zephalische Lymphgefäß mitbetroffen ist und ein Ödem folgt. An Hand der Bestrahlungsresultate der eigenen Klinik muß diese Behauptung jedoch zurückgewiesen werden, da in der Regel mit 2 × 3000 R nach Mamma-Amputation nachbestrahlt wird und nur selten (ca. 1-2%) ein Spätödem zur Beobachtung kommt. Zur Zeit der konventionellen Strahlentherapie, die selbst bei niedrigerer Dosierung zu Hautveränderungen mit ausgedehnten Teleangiektasien und Spätnekrosen führte (VIETEN), mag die Ausbildung eines Armödems gefördert worden sein. Für die Hochvolttheraphie erscheint das als Frühreaktion ausgeschlossen, da die Haut fast nicht beeinträchtigt wird.

Die Beobachtungen von GOFFRINI & Mitarb., daß die Bestrahlung in der ersten postoperativen Woche, die Lymphgefäßregeneration hemmt, werden von RUSZNIAK & Mitarb. (1960) bestätigt. Das hat aber für die Axilla eine untergeordnete Bedeutung, da wegen der En-bloc-Entfernung des Lymphgewebes die Regeneration von Lymphgefäßen an sich unterbleibt.

Eine wesentliche Beeinflussung des durch die Operation geschädigten Lymphsystems, die PARKER (1951), FITS (1954), WATSON (1963), KAPPEY (1967) und SOMMERLAND (1962) beschrieben, ist als Spätreaktion auch nach Bestrahlung denkbar, da im bestrahlten Bereich ebenfalls narbige Veränderungen auftreten, die bei ihrer natürlichen Schrumpfungstendenz die verbliebenen Lymphgefäße miterfassen und zur Obliteration bringen können. Eine Narbe entsteht allerdings auch infolge einer radikalen operativen Achselhöhlenausräumung, so daß gewöhnlich zwei in der Wirkung gleichgerichtete Insulte im Spätstadium zur Auswirkung kommen. Praktisch läßt sich dabei nicht abschätzen, welches Trauma die häufigere Ursache für die Ödementstehung ist.

Wie bereits früher angedeutet, wird ebenfalls immer wieder der Einfluß eines Achselvenenverschlusses auf die Entstehung des Armödems nach radikaler Ausräumung der Axilla diskutiert. Aus der Kenntnis der Physiologie von Lymph- und Blutkreislauf läßt sich die Funktion der Venen ableiten. Am besten skizzieren die Versuche von FÖLDI (1969) die Abhängigkeit beider Systeme voneinander. Brachte man in das Lymphgefäß des Hinterbeines eines narkotisierten Hundes eine Kanüle ein, so konnte kein Lymphfluß aus der Kanüle beaobachtet werden. Mit der Drosselung des venösen Rückflusses durch Einengung der Vena cava inferior, also mit Erhöhung des venösen Druckes, kam es nicht zum Ödem, sondern es begann sogleich der Lymphfluß aus der liegenden Kanüle, da der hydrostatische Druck höher als der kolloidosmotische Druck wurde und das anfallende Gewebswasser abtransportiert werden mußte. Ließ man den Hund ohne Cavaligatur nach Aufwachen aus der Narkose umherlaufen, erhöhte man also das Blutangebot, so entleerte sich sogleich aus der Kanüle Lymphflüssigkeit, da infolge des gesteigerten Stoffumsatzes vermehrte Eiweißkörper und Wasser anboten.

Der Einfluß seitens der Venen auf das Lymphgefäßsystem kann somit registriert werden (Millicevic & Wallace) nur darf die venöse Komponente in der Flüssigkeitsbalance der Extremität nicht überbewertet werden, wie es Hollenbach, Treptow, Veal, Gumrich, Gullmo, Abbes, Evans & Smedal sowie Böhme tun. Die Behinderung des venösen Abflusses ist nicht die Hauptursache für die Entstehung des Lymphödems, wie durch die eigenen Untersuchungen gezeigt werden kann (**Abb. 21 und 22**). Bei vorhandener Lymphblockade ist kein wesentlicher venöser Kollateralkreislauf vorhanden, wie er bei Bestehen eines wesentlichen venösen Abflußhindernisses bestehen müßte (Drewes, Arlt). Gleiche Untersuchungen legen (Wallace, Papp, Bono u. a., Feldmann & Mitarb., Tafliaferro u. a., Arnulf u. a., sowie Sonneland) vor.

Zur Klärung der Ursache eines Lymphödems sind Lymphogramm und Venogramm notwendig. Die Diagnose eines Achselvenenverschlusses allein genügt nicht, wie die Befunde der beiden Patienten in **Abbildung 23 und 24** zeigen. Wird beim postoperativen Armödem ein Achselvenenverschluß gefunden, kann daraus nicht die Schlußfolgerung abgeleitet werden, es handele sich um ein venöses Ödem. Der klinische Befund und die praktisch vollkommene Therapieresistenz machen das deutlich. Außerdem widerspricht es den heutigen physiologischen Kenntnissen über die Lymph- und Blutzirkulation, wie dem durch Lymphangiographie gewonnenen Einblick, wenn man behauptet, beim Postmastektiomiesyndrom sei mitunter auch eine Lymphstauung von Bedeutung (Gulimo). Untersuchungen bis etwa Ende der Fünfziger Jahre, die sich vornehmlich auf Venogramme stützten, kann man nicht als Beweismaterial für die venöse Entstehung des Ödems heranziehen, da bis zu dieser Zeit keine Lymphographien gemacht werden konnten, und das Lymphgefäßsystem somit unberücksichtigt bleiben mußte. Lymphographien am Arm werden erst seit knapp 10 Jahren durchgeführt, nachdem Kinmouth (1952) zum ersten Mal seine neue Technik beschrieb. Auf Grund klinischer Beobachtungen benutzte schon Hallsted (1921) die Bezeichnung „ELEPHANTIASIS CHIRURGICA“. Wenn auch für den Regelfall die Ursachen des Ödems (Entzündungen im Wundbereich und Lymphangitis) fehlgedeutet wurden, so ist seine Gesamtkonzeption richtig, mit der die Ursachen der Armschwellung postoperativ gesehen wurden. Wenn die Venen die primäre Ursache der Armschwellung wären, könnte man nicht verstehen, daß Mac Donald (1948 und 1955) über eine geringere Anzahl postoperativer Ödeme berichten konnte, wenn er primär bei der Ausräumung der Axilla die Achselvene mitresezierte. Zwar handelte es sich um eine Gruppe von nur 15 Patienten, die 40 konventionell Operierten gegenübergestellt wurden; die Tatsache an sich ist aber bedeutungsvoll. 1955 bestätigten Mac Donald & Ortman die Resultate an 53 Fällen. Auch Trewes, der mit Stewart das Lymphangiosarkom beschrieb, der sich also eingehend mit dem Postmastektomieödem befaßte, beobachtete nach der Achselvenenresektion nur ein vorübergehendes, gut eindrückbares Ödem. Neuhof (1938) berichtet über seine Achselvenenresektionen wegen

Lymphknotenmetastasen; die nur zwei stärkere Ödeme der Hand und zwei leichte Armödeme hervorriefen. Wenn GULLMO die Arbeit von GUMMRICH & KÜBLER (1955) zitiert, die nach „Gefäßaushüllung" bei obliterierter Vena axillaris eine Besserung des Armödems sahen, so kann das Ödem dieser Patienten nicht lange bestanden haben, da sich die im Gefolge des chronischen Lymphödems auftretende Gewebssklerose des subcutanen Gewebes nicht mehr zurückbildet. Es kann natürlich zu einer Abnahme der Gewebespannung und Verminderung des Armumfanges kommen, wenn die Vene wieder durchgängig gemacht wird, da durch Verminderung des hydrostatischen Druckes das restliche Lymphsystem oder der Umgehungskreislauf das anfallende Gewebswasser eher zurückzutransportieren vermögen. Die gestörte Balance zwischen An- und Abtransport des anfallenden Gewebswassers paßt sich in diesen Fällen eher der verminderten Wasserrückresorptionskapazität des Lymphsystems nach Achselhöhlenausräumung an.

Es ist also zu betonen, daß die Hauptursache für die Armschwellung nach operativer Ausräumung der Axilla die Unterbrechung der Lymphzirkulation ist. Die Kapazität des postoperativ eventuell suffizient verbliebenen Lymphsystems kann überschritten werden, wenn eine Behinderung des venösen Abflusses auftritt und infolge des erhöhten hydrostatischen Druckes ein vermehrtes Flüssigkeitsangebot in der Peripherie nicht mehr bewältigt werden kann.

An dieser Stelle sei noch auf lymphovenöse Anastomosen eingegangen, von denen meistens dann die Rede ist, wenn man glaubt, bestimmte Phänomene nicht erklären zu können. So wird z. B. auf Anastomosen verwiesen, wenn erklärt werden soll, warum nicht alle Patienten nach radikaler Ausräumung der Achselhöhle Lymphödeme bekommen. Wie man lymphographisch und szintigraphisch nachweisen kann, sind in diesen Fällen einfach nicht alle Lymphbahnen entfernt worden (**Abb. 20**). Anastomosen zwischen Lymph- und Blutbahn, die bei jedem vorhanden, sich nur unter bestimmten Bedingungen öffnen sollen, (THREEFOOT & Mitarb., WALLACE) stellen für die Extremitäten eine überflüssige und kaum beweisbare Hypothese dar. Schon BARTELS wies 1906 diese Behauptungen energisch zurück. Er konnte nachweisen, daß die zum Teil an Injektionspräparaten gewonnenen Erkenntnisse auf Fehldeutungen bzw. auf Artefakten beruhten. BARTELS schreibt wörtlich (S. 80):

„Immer wieder ist es dieselbe Sache: Jemand findet, daß die Injektionsmasse von Lymphgefäßen aus irgendwie in Venen eindringt, und da er in seine Technik keine Zweifel setzt oder setzen will, so sieht er in dieser Beobachtung dann einen Beweis."

An anderer Stelle (S. 30) heißt es:

„Die Sicherheit aller mittels Injektion gewonnenen Ergebnisse leidet vor allem an einer Schwäche, die im Wesen der Sache selbst liegt und deshalb unvermeidlich ist: Es entstehen leicht Kunstprodukte, oder es ist doch wenigstens im Einzelfalle oft schwierig nachzuweisen, daß solche nicht vorliegen. Selbst auf dem Gebiete der Blutgefäßinjektion, wo die Verhältnisse bedeutend einfacher liegen, ist ja derartiges bekannt."

RUSZNYAK & Mitarb. (1957) injizierten intralymphatisch — bei Vorhandensein einer Ductus-thoracicus-Fistel — einen großmolekularen Farbstoffkörper (an Eiweiß gebundenes Kongorot). Bei diesen Versuchen konnte der Farbstoff nicht einmal in Spuren im Blut nachgewiesen werden. Kleinere Farbstoffkörper, die aus der Lymphbahn ins Gewebe diffundieren können, gelangten dagegen ins Blut. Diese Versuche sprechen gegen eine lymphatikovenöse Direktverbindung beim Gesunden.

Daß unter pathologischen Bedingungen lymphovenöse Anastomosen insbesondere im tumorösen Gewebe entstehen können, haben GRENZMANN & BELTZ eingehend dargelegt. Sie sind aber der Meinung, daß an den Extremitäten — unter Hinweis auf die postmortal durchgeführten Untersuchungen von THREEFOOT — eine Vielzahl solcher Verbindungen vorkommt, die lymphographisch schwer nachweisbar sind. Sie sollen jedoch keine wesentliche Transportkapazität besitzen und nicht wesentlich zur Entlastung des Lymphkreislaufes beitragen können.

Wenn man noch einmal stichwortartig rekapituliert, werden folgende Aussagen über die lymphovenösen Anastomosen gemacht: Es gibt lymphovenöse Verbindungen der Extremitäten; man kann sie lymphographisch nur schwer darstellen; sie haben keine wesentliche Transportfunktion. Wie die erwähnten Versuche von RUSZNYAK zeigen, sind sie auch durch Farbstoffinjektionen nicht nachzuweisen. Unter diesen Gesichtspunkten erscheint die Existenz lymphovenöser Anastomosen einfach nicht bewiesen. Daß die Einmündung der Armlymphgefäße in die Vv. subclaviae in multiplen Variation möglich ist, sei unbestritten, jedoch stellen diese mannigfaltigen Direktverbindungen in diesem Sinne keine lymphovenösen Anastomosen dar, wie es WALLACE sowie ARVAY & Mitarb. zeigten. Die Experimente von BELAN & Mitarb. (1963), die beim Hund unmittelbar nach Entfernung von Lymphknoten den Abfluß von Kontrastmittel über Venen sahen, lassen sich nicht als Beweis anführen, da mit der Lymphknotenresektion der gesamte Gefäßapparat des Lymphknotens entfernt wurde, und auf diese Weise — wenn die Wundhöhle nicht zu groß ist — der offene venöse Gefäßschenkel Kontrastmittel abtransportieren konnte. Die Anastomosen sind auch nach den Untersuchungen von MALEK & Mitarb. beim Hund nach Entfernung von Poplitea-Lymphknoten nur vorübergehend nachweisbar. Die Untersuchungsergebnisse sind unter diesen Bedingungen nicht verwertbar. Die Versuchsanordnung ist für den Nachweis bestehender lymphovenöser Anastomosen ungeeignet. Es kommt ja auch niemand auf den Gedanken, das Vorhandensein arteriovenöser Anastomosen mit einer durch Schußverletzung entstandenen AV-Fistel beweisen zu wollen. Auch MALEK & Mitarb. folgern aus ihren Versuchen, daß lymphovenöse Verbindungen unter physiologischen Bedingungen strittig sind, daß sie jedoch unter pathologischen Voraussetzungen auftreten können.

Wenn man in der Peripherie die Existenz einer wirksamen lymphovenösen Anastomose verneinen muß, so ist der enge Kontakt von Blut- und Lymphgefäßsystem innerhalb der Lymphknoten zu betonen. FÖLDI und andere weisen darauf hin, daß die efferenten Lymphbahnen kleiner sind als die afferenten. BORODIN & TOMSHIK spritzten beim Hund unter einem bestimmten Druck Tyrode-Lösung in ein afferentes Lymphgefäß und sahen, daß von 29 ml Flüssigkeit nur 17 ml den Knoten wieder verließen. Da es aber nur wenige Lymphknoten der oberen Extremitäten gibt und zudem die Lymphknoten der Axilla bei der radikalen Mamma-Amputation mehr oder weniger entfernt werden, bleibt die Flüssigkeitsmenge klein, die auf diesem Wege aus der Extremität abtransportiert werden kann. Die echte direkte lymphovenöse Verbindung muß auch im Lymphknoten in Frage gestellt werden. Selbst bei niedrigem Injektionsdruck wurden von HODEL & ELKE (1967) Sinuszerreißungen gesehen. Wie weit Kontrastmittelübertritt ins venöse System durch diese Traumatisierung möglich ist, läßt sich nicht abschätzen. PRESSMAN & Mitarb. wiesen lymphovenöse Anastomosen in zerivikalen Lymphknoten des Hundes nach. Luft erschien nach der Injektion in die Lymphknoten sofort in den Venen; ebenso leicht passierten körpereigenes Plasma und Elektrolytlösungen. Durch Verschluß der efferenten Lymphbahnen konnte die Passage gesteigert werden. Bemerkenswert ist aber, daß diese Verbindungen für die experimentell verwandten Helazellen sowie für einige Zellen des Blutes nicht bestanden. Diese erschienen sogleich im efferenten Lymphgefäß. Sie werden also unter „Normalbedingungen" ausgefiltert. Bakterien schienen die Venen wiederum direkt erreichen zu können. Sicher ist, daß kleine Moleküle vom Lymphsystem direkt in die Venen gelangen (CASLEY-SMITH, 1969, PRESSMAN, 1962). Injektionen von Mikroorganismen in das lymphatische System und deren Übertritt in die Venen bringen nach BARTELS jedoch keinen Beweis für lymphovenöse Verbindungen, da die Erreger zum Teil Eigenmotilität besitzen.

Überträgt man diese Versuchsergebnisse auf das Lymphödem der oberen Extremität, so ist zu verstehen, daß ein Lymphödem nach genügend großer Unterbrechung des Lymphstromes auftreten muß. Bei Vorhandensein von lymphovenösen Anastomosen wäre ein Lymphödem nicht zu erklären und praktisch auch nicht möglich.

Zum Abschluß soll auf den Zeitraum zwischen Operation und Auftreten des Armödems eingegangen werden. Tritt unmittelbar postoperativ kein Armödem nach radikaler Achselhöhlenausräumung auf, so reicht eben der verbliebene Gesamtquerschnitt der Lymphgefäße aus, den Arm zu drainieren. Diese Aufgabe wird bei Fehlen des Ödems auch dann erfüllt, wenn ggf. der venöse Abfluß behindert ist. Die Latenz von Jahren bis zum Auftreten eines Ödems (sogenanntes Spätödem) ist durch langsam zunehmende Schrumpfung des Narbengewebes zu erklären. Wie bekannt ist, vermag die Narbengewebsschrumpfung Lymphgefäße und Venen abzuschnüren, in seltenen Fällen auch die durch die Axilla ziehenden Nerven. Die sich mit einer Latenz von Jahren entwickelnden Lähmungen können durch Freilegung der Nerven und ihre Dekompression beseitigt bzw. gebessert werden (VIETEN).

G. Zusammenfassung

In der Einleitung wird dargelegt, welche Bedeutung die Lymphangiographie für die klinische Tätigkeit hat und wie weit die Untersuchungsbefunde, insbesondere die der caudalen Lymphangiographie bereits Einfluß auf die einzuschlagende Therapie nehmen.

Nach eingehender Beschreibung der Untersuchungstechnik und der Festlegung des Aufnahmemodus erfolgt in drei großen Kapiteln die Auswertung der 155 Armlymphographien. Das erste Kapitel befaßt sich mit der Darstellbarkeit des Lymphsystems von Axilla, Infra- und Supraklavikulargrube. Dabei ergibt sich selbst bei Gesunden eine bemerkenswerte Unsicherheit für eine bindende Beurteilung durch die unterschiedliche Anzahl angefärbter Lymphknoten in erreichbaren Lymphabflußgebieten. Da bei der Armlymphographie gesunde Lymphknoten oder sogar ganze Lymphknotengruppen keine Lipiodol-Speicherung aufweisen, läßt sich ableiten, daß fehlende oder mangelhafte Darstellung von Lymphknoten kein Zeichen eines pathologischen Prozesses ist. Darüber hinaus erweist sich die Armlymphographie für die Darstellung von Lymphknoten in der Supraklavikulargrube als ungeeignet, da sich nur in 50 % aller Untersuchungen überhaupt Kontrastmittelspeicherung in dieser Region in unterschiedlichem Ausmaße findet.

Im zweiten Kapitel werden die feingeweblichen und lymphographischen Bilder miteinander verglichen. Dabei ist eine deutliche Divergenz im Sinne falsch-positiver und auch falsch-negativer Diagnosen festzustellen. Die mangelhafte Übereinstimmung kommt besonders bei den gezielten Untersuchungen zur Geltung.

Bei 14 von 36 Patienten zeigten sich in nichtangeflossenen „leeren" Lymphknoten feingeweblich metastatische Absiedlungen. Eine volle Übereinstimmung gab es nur bei 20 dieser 36 Patienten. Die bei der kaudalen Lymphangiographie anerkannten direkten und indirekten Kriterien des Metastasenbefalls von Lymphknoten dürfen auf die Lymphangiographie des Armes nur mit größtem Vorbehalt übertragen werden. An Hand der Untersuchungsergebnisse ist die Schlußfolgerung zwingend, daß zum präoperativen genügend sicheren Ausschluß von Achselhöhlenmetastasen des Mamma-Karzinoms die Armlymphographie nicht ausreicht.

Das dritte Kapitel behandelt die anatomischen und physiologischen Grundlagen des Blut- und Lymphkreislaufes des Armes. Die Folgen einer Unterbrechung der Lymphzirkulation werden einschließlich der Möglichkeiten des Kollateralkreislaufes dargestellt. An Beispielen aus dem eigenen Untersuchungsgut werden Bilder von Lymphödemen durch Metastasen, nach alleiniger Operation oder alleiniger Bestrahlung vorgestellt.

Im Abschlußkapitel erfolgt dann die Diskussion der Befunde, die mit den Veröffentlichungen in der Literatur verglichen werden. Die Pathogenese des Armödems nach Mamma-Amputation kommt dabei besonders zur Sprache.

Literaturverzeichnis

ABBES, A.: A proposito di 100 linfografie dell' arto superiore. Minerva chir. (Torino) 20, 295—298 (1965).

ABBES, M.: Aspects actuels de la lipiodo-lymphographie. A propos de 200 explorations. Ann. Chir. (Paris) 17, 689—704 (1963).

ABBES, M.: La visualisation des anastomoses lymphatico veineuses par la lymphographie. Press. med. 74, 1379 bis 1384 (1966).

ACCONICIA, A.: La linfangiografia nell'arto superiore. Atti Accad. Fisiocritici Siena Sez. Med.-Fis. Ser. 13, 4, 371—374 (1957).

ARIEL, J. M., M. J. RESNICK & R. OROPEZA: The effects of irradiation (external and internal on lymphatic dynamics). J. amer. Roentgenol. 49, 404—414 (1967).

ARLT, K., J. HELLINGER & H. EGER: Zur Klinik und Therapie des akuten und chronischen Achselvenenstaus. Der Chirurg 37, 534—539 (1966).

ARNULF, G., R. BENICHOUX, J. LOSSON & DONNE-GAY: Documents expérimentaux et cliniques sur la lymphographie. Mèm. Acad. Chir. 81, 670—682 (1955).

ARVAY, N., J. D. PICARD, J. BABINET F. BOMSELL: Circulation lymphatique normale et pathologique Angéologie, N. S. 15, 35—40 (1963).

AVERETTE, H. E., R. C. HUDSON & J. H. PERGUSON: Lymphangioadenography: Applications in the study and management of gynecologic cancer. Cancer 17, 1093—1099 (1964).

BALMES, M., H. PUJOL & J. L. LAMARQUE: La Lymphographie du membre supérieur. J. Radiol. Electrol. 45, 368—371 (1964).

BARBAINI, S. & G. BAGLIANI: La linfoadenografia dell'arto superiore. Atti Acad. med. lombarda 17, 24—26 (1962).

BARTELS, P.: Das Lymphgefäßsystem. Fischer, Jena 1909.

BATTEZZATI, M., J. DONINI & E. MARSILI: The morphologic basis for a new classification of lymphoedema. J. cardiovasc. Surg. (Torino) 8, 52 bis 61 (1967).

BELAN, A., P. MALEK & J. KOLC: Röntgenkinematographischer Nachweis lymphovenöser Verbindungen im Versuch in vivo. Fortschr. Röntgenstr. 99, 168—172 (1963).

BELTZ, L. & P. THURN: Diagnose und Differentialdiagnose des Lymphangiogramms bei retroperitonealen Tumormetastasen. Fortschr. Röntgenstr. 107, 1—14 (1967).

BLALOCK, A., C. S. ROBINSON, R. S. CUNNINGHAM & M. E. GRAY: Experimental studies on lymphatic blockade. Arch. Surg. 34, 1049—1058 (1937).

BOBBIO, P., G. PERACHIA & F. PELLEGRINO: La circolazione linfatica nell'edema del braccio secondario ad intervento di mastectomia radicale. Ateneo parmense 33, Suppl. 3, 110 bis 133 (1962).

BOBBIO, P., G. PERACHIA & F. PELLEGRINO: Anatomica radiografica del sistema linfatico ascellare e sopraclaveare. Indroduzione allo studio dell e metastasi linfatiche del carcinoma mammario. Ateneo parmense 33, Suppl. 3, 5—32 (1962).

BÖHME, H.: Diagnose und Differentialdiagnose venöser Zirkulationsstörungen der oberen Gliedmaßen. Chir. Prax. 10, 447—454 (1966).

BONO, F., A. PLATANIA & F. LUTTICHAN: Aspetti flebografici nell'edema dell'arto superiore dopo mastectomia. Ateneo parmense 34, Suppl. 1, 223—233 (1963).

BORODIN, Y. J. & G. V. TOMCHIK: Functional relationship between blood vessels and lymphatic sinuses normally and during experimental disturbances of blood and lymph circulation. Byull. Eksp. Biol. med. 50, 50—58 (1965).

BRAUS, H. & C. ELZE: Anatomie des Menschen, Bd. 3, 2. Aufl. Springer, Berlin—Göttingen—Heidelberg 1960.

BRENK, VAN DEN, H. A. S.: Effect of ionizing radiations on mammalian lymphatics. Amer. J. Roentgenol. **78**, 837—848 (1957).

BRUCE, P. T. & W. S. C. HARE: Failure of metastatic nodes to fill during lymphography. Clin. Radiol. (Edinb.) **18**, 88—93 (1967).

CALNAN, J.: Lymphoedema: The case for doubt. Brit. J. plast. Surg. **21**, 32—44 (1968).

CASLEY-SMITH, J. R.: Endothelial permeability of the passage of particles into and out of diaphragmatic lymphatics. Quart. J. exp. Physiol. **49**, 365—368 (1964).

CASLEY-SMITH, J. R.: An electronmicroscopic study of injured and abnormally permeable lymphatics. Ann. N. Y. Acad. Sci. **116**, 803—830 (1964).

CASLEY-SMITH, J. R.: The permeability of large lymphatics to ions, studied with the electron microscopi. Experientia **25**, 374—375 (1969).

COLLARD, M. & M. FIEVÉZ: Etude critique de la semeiologie lymphographique du lymphoedeme. J. belge radiol. **52**, 9—24 (1969).

COLLETTE, J. M.: Envahissements ganglonaires inguino-ilio-pelviens par lymphographie. Acta radiol. (Stockholm) **49**, 154—165 (1958).

COLLETTE, J. M.: La lymphographie dans les lymphostases acquises. Ann. radiol. **1**, 211—231 (1958).

DANESE, C., J. M. HOWARD & R. BOWER: Regeneration of lymphatic vessels: a radiographic study. Ann. Surg. **156**, 61—67 (1962).

DECLEVE, A. & P. MALDAGUE: Technique de confrontation radio-anatomo-histologique dans l'interpretation de la lympographie. J. belge radiol. **49**, 301—314 (1966).

DEL BUONO, M. S. & A. RÜTTIMANN: L'indagine linfografica nel linfedema secondario cronico. Minerva chir. (Torino) **17**, 655—666 (1962).

DETTMANN, P. M., E. R. KING & Y. H. ZIMBERG: Evaluation of lymphnode function following radiation or surgery. Am. J. Roentgenol. **96**, 711—718 (1966).

DEVENISH, E. A., H. G. JESSOP: The nature and cause of schwelling of the upper limb after radical mastectomy. Brit. J. Surg. **28**, 228—238 (1940).

DEVITT, J. E.: The significance of regional lymphnode metastases in breast carcinoma. Canad. med. ass. J. **93**, 289—293 (1965).

DIBBELT, L. & W. GERTEIS: Behandlungsresultate und Prognose des Uteruskarzinoms unter Berücksichtigung von klinischen und lymphographischen Befunden. Geburtsh. u. Frauenheilk. **27**, 1—14 (1967).

DONEGAN, W. L., C. M. PEREZ-MEZA & F. R. WATSON: A biostatistical study of locally recurrent breast carcinoma. Surg. Gynec. Obstet. **122**, 529—540 (1966).

DREWES, J.: Echte und scheinbare Stenosen und Verschlüsse im Kontrastbild der Vena subclavia. Der Chirurg **37**, 105—109 (1966).

DRINKER, C., M. E. FIELD & J. HOMANS; The experimental production of edema-elephantiasis as a result of lymphatic obstruction. Amer. J. physiol. **108**, 509—516 (1934).

EVANS, J. A. & M. J. SMEDAL: Clinical experiences with fibrolysin therapy. Angiology. **10**, 311—318 (1959).

FELDMAN, M. G., P. KOHAN, ST. EDELMAN & J. H. JACOBSON: Lymphangiographic studies in obstructive lymphedema of the upper extremity. Surgery **59**, 935—943 (1966).

FISCH, U.: Lymphographische Untersuchungen über das zervikale Lymphsystem. Fortschr. Hals-Nasen-Ohrenheilk., Bd. 14. Karger, Basel - New York 1966.

FISCHER, H. W., M. S. LAWRENCE & J. R. THORNBURG: Lymphography of the normal adult male. Radiology **78**, 399—406 (1962).

FITTS, W. T. jr., J. G. KEUHNELIAN, J. S. RAVDIN & S. SCHOR: Swelling of the arm after radical mastectomy. A clinical study of its causes. Surg. **35**, 460—464 (1954).

FÖLDI, M.: Diseases of lymphatics and lymphcirculation. Budapest, Akademie KIADO 1969.

FORBES, G.: Lymphatics of the skin with a note on lymplatic watershad areas. J. Anat. **72**, 399—412 (1937).

FRISCHBIER, H. J.: Klinische Bedeutung angiographischer Untersuchungsmethoden in der gynäkologischen Tumordiagnostik. Habil.-Schrift, Hamburg 1966.

FUCHS, W. A.: Lymphographie und Tumordiagnostik. Springer, Berlin-Heidelberg-New York 1965.

GALLI, G., S. CHIAPPA, S. BARBAINA, G. BAGLIANI & R. MOLINARI: L'adenolinfografia dell'arto superiore. Nunt. radiol. (Firenze) **29**, 23—46 (1963).

GEORGI, M., H. KLEINERT & H. MISRI: Lymphografische Befunde beim Ödem der oberen Extremität. Fortschr. Röntgenstr. **111**, 29—37 (1969).

GERTEIS, W.: Die Lymphographie beim Genitalkarzinom der Frau. Arch. Gynäk. **200**, 109—130 (1964).

GERTEIS, W.: Lymphographie und Topografische Anatomie des Beckenlymphsystems. Stuttgart 1966.

GODART, S., J. COLLETTE & J. DALEM: Pathologie chirurgicale des vaisseaux lymphatiques. Acta. chir. belg. Suppl. **1**, 5—116 (1964).

GOFFRINI, P., P. BOBBIO, G. PERACCHIA & F. PELLEGRINO: Modalità di ripristino della circolazione linfatica del l'arto superiore e dell'ascella dopo l'intervento di mastectomia radicale. Ateneo parmense **33**, Suppl. **3**, 60 bis 94 (1962).

GOFFRINI, P., P. BOBBIO, G. PERACCHIA & F. PELLEGRINO: Valore della linfografia e della comparazione anatomo-linfografica nello studio delle metastasi ascellari del cancero della mammella. Ateneo parmense **33**, 33—59 (1962).

GOFFRINI, P., P. BOBBIO, F. PELLEGRINO & G. PERACCHIA: In: A. RÜTTIMANN, Progress in lymphology. Thieme, Stuttgart 1967.

GOLDBERG, M. E. & S. B. FEINBERG: Pulmonary infarction following lymphangiography in dogs; its implications in human studies. Radiology **81**, 479—483 (1963).

GREGL, A., M. EYDT, U. KRACK & H. J. FICHTNER: Chromolymphographie der oberen Extremität. Fortschr. Röntgenstr. **108**, 565—576 (1968).

GREGL, A., J. KIENLE: Lymphangiographie beim peripheren Lymphödem. Fortschr. Röntgenstr. **105**, 622—635 (1966).

GREGL, A., H. POPPE, H. PÖHLS, J. KIENLE, TH. SCHWARTZ & J. STELZNER: Häufigkeit, Pathogenese und klinische Symptomatik des Armödems beim Mammakarzinom. Strahlentherapie **133**, 499—515 (1967).

GREGL, A., F. TRUSS, J. KIENLE, F. GRABNER, TH. SCHWARTZ & J. STELZNER: Indikation zur Lymphographie bei den bösartigen Geschwülsten des Urogenitaltraktes. Fortschr. Röntgenstr. **106**, 789—799 (1967).

GRENZMANN, M. & L. BELTZ: Die lymphovenösen Anastomosen. Fortschr. Röntgenstr. **109**, 564—574 (1968).

GULLMO, O.: Periphere Venen. In: Handb. der Med. Radiologie, Bd. X/3. Springer, Berlin - Göttingen - Heidelberg - New York 1964.

GUMRICH, H. & E. KÜBLER: Zur Klärung der Genese des Armstaus nach Mammaradikaloperation und seine chirurgische Bedeutung. Chirurg **26**, 204—210 (1955).

HAFFERL, A.: Lehrbuch der topographischen Anatomie. 2. Aufl. Springer, Berlin-Göttingen-Heidelberg 1957.

HERMAN, P. G., D. L. BENNINGHOFF & S. SCHWARTZ: A physiologic approach to lymph flow in lymphography. Amer. J. Roentgenol. **91**, 1207—1215 (1964).

HODEL, C. & M. ELKE: Vergleichende röntgenologische und histologische Befunde zur Kontrastmittelspeicherung nach Lymphographie. Fortschr. Röntgenstr.**107**, 765—775 (1967).

HOHENFELLNER, R., H, JANISCH & W. LUDVIK: Die Lymphographie bei malignen Erkrankungen des Urogenitalsystems. Geburtsh. Frauenheilk. **25**, 298—312 (1965).

HOLMAN, C., B. MC.SWAIN & J. N. BEAL: Swelling of the upper extremity following radical mastectomy. Surgery **15**, 757—764 (1944).

HUGHES, I. H. & A. R. PATEL: Swelling of the arm following radical mastectomy. Brit. J. Surg. **53**, 4—13 (1966).

HULTBORN, K. A. & L. J. JONSSON: The use of colloidal ^{198}Au for the detection of lymph nodes in radical excision of the breast. Acta radiol. **43**, 132—137 (1955).

HULTEN, L., C. AHREN & M. ROSENCRANTZ: Lymphangioadenography in carcinoma of the breast. Acta. chir. scand. **132**, 261—274 (1966).

HUTH, F.: Beiträge zur Orthologie und Pathologie der Lymphgefäße der Nieren. Habilitationsschrift, Düsseldorf 1967.

JACOBSSON, S. & S. JOHANSSON: Lymphangiography in Lymphedema. Acta. radiol. **57**, 81—89 (1962).

JACOBSSON, S. & S. JOHANSSON: Normal roentgen anatomy of the lymph vessels of upper and lower extremities. Acta. radiol. (Stockh.) **51**, 321 bis 328 (1959).

JACKSON, S. M.: Carcinoma of the breast. Clinical radiology **17**, 107 bis 114 (1966).

JANISCH, H. & P. WAGENBICHLER: Lymphographie — diagnostische und therapeutische Hilfsmethode? Wien. Klin. Wschr. **80**, 173—176 (1968).

JOSSIFOW, G. M.: Das Lymphgefäßsystem des Menschen. Mit Beschreibung der Adenoide und der Lymphbewegungsorgane. Gustav Fischer, Jena 1930.

KAINDL, F., E. MANNHEIMER, L. PFLEGER-SCHWARZ & B. THURNHER: Lymphangiographie und Lymphadenographie der Extremitäten. Thieme, Stuttgart 1960.

KAPPEY, F.: Das angioplastische Sarkom bei chronischem Lymphödem nach Ablatio mammae. Chirurg **38**, 59—60 (1967).

KAISER, v. D. & H. J. FRISCHBIER: Der Wert der Lymphographie bei der Metastasensuche. Fortschr. Röntgenstr. **100**, 299—308 (1964).

KENDALL, B. E., J. F. ARTHUR & D. H. PATEY: Lymphangiography in carcinoma of the breast.. Cancer **16**, 1233—1242 (1963).

KINMOUTH, J. B. & G. W. TYLOR: The lymphatic circulation in lymphedema. Ann. Surg. **139**, 129—136 (1954).

KINMOUTH, J. B.: Lymphangiography in man. Clin. Sci. (London) **11**, 13—20 (1952).

KLEY, W., G. BONSE & G. DOHM: Das Verhalten des lymphatischen Gewebes bei der Bestrahlung mit dem Isotop ^{60}CO. Arch. Ohren-Nasen-Kehlkopfheilk. **178**, 342—352 (1961).

KLEY, W.: Der Einfluß der Telekobaltbestrahlung auf das regionäre Lymphsystem bei malignen Tumoren im Rachen- und Kehlkopfbereich. Arch. Ohren - Nasen - Kehlkopfheilk. **182**, 399—409 (1963).

Köehler, R. P., G. T. Wohl & B. Schaffer: Lymphangiography a survy of its cirrent status. Amer. J. Roentgenol. **91**, 1216—1221 (1964).

Koehler, P. R., G. T. Wohl & B. Schaffer: Lymphangiographie. A survey of its current status. Amer. J. Roentgenol. **91**, 1216—1221 (1964).

Krause, W., zitiert nach P. Bartels: Das Lymphgefäßsystem. Fischer, Jena 1909.

Kreel, L.: Armlymphography after mastectomy, in: A. Rüttimann, Progress in Lymphology. Thieme, Stuttgart 1967.

Kriessmann, A., M. Nuri & K. Hochberg: Das Armödem nach radikaler Mastektomie. Actuelle Chir. **4**, 87 bis 94 (1969).

Kyrle, P.: Das Brustdrüsenkarzinom. Krebsarzt **22**, 295—308 (1967).

Lagrutta, J. & G. Grassi: Lymphography and coloring of lymphnodes in the breast cancer. Attual. Obstet. Ginec. **10**, 950—958 (1964).

Lani, E. & P. Marano: Possibilita e limiti della linfoadenografia nello studio delle metastasi ascellari da carcinoma della mammella. Acta. med. romana **4**, 142—164 (1966).

Ludvik, W., F. Wachtler & W. Zaunbauer: Veränderungen am Lymphogramm durch Operation und ionisierende Strahlen. Fortschr. Röntgenstr. **110**, 307—321 (1969).

Mac Donald, J. & K. Osman: Postmastectomy lymphedema. Am. J. Surg. **90**, 281—286 (1955).

Malamos, B., S. D. Goulopoulos & A. Sarkas: Lymphadenography its use in haematology. Brit. med. J. **2**, 1360—1363 (1959).

Malek, P., A. Belan & V. Kocandrle: Jetzige Möglichkeiten der klinischen und experimentellen Röntgenlymphographie. Radiologe **5**, 321—329 (1965).

Malina, J., L. Brückner, F. Beska, J. Cerny & J. Klega: Lymphographie nach durchgeführter Röntgenbestrahlung der Leisten- und Beckenlymphknoten. Radiologica clin. et biol. (Basel) **34**, 357—370 (1965).

Malska-Waniewska, J., E. Studencki T. Naganski: Das lymphographische Bild der Lymphknoten nach Röntgenbestrahlung. Strahlentherapie **137**, 9—13 (1969).

Mazzeo, F. & N. Spampinato: La linfangiografia nel "braccio grosso" postmastectomia. Minerva chir. (Torino) **21**, 259—264 (1966).

Meyer, A. W.: An experimental study on the recurrence of lymphatic glands and the regeneration of lymphatic vessels in the dog. Bull. John Hopkins Hosp. **17**, 185—192 (1906).

Milicevic, D. & S. Nicolic: Beobachtungen über die Ursachen des Auftretens von Armödemen bei behandelten Mammakarzinomen sowie Möglichkeiten ihrer Verhütung. Strahlentherapie **120**, 219—227 (1963).

Neuhof, H.: Excision of the axillary vein in the radical operation for carcinom of the breast. Ann. Surg. **108**, 15—20 (1938).

Nias, A. H.: Incidence of chronic arm edema after treatment for breast cancer. Brit. med. J. **9**, 1005—1008 (1960).

Oehlert, W., H. Weibleder & D. Gollasch: Lymphogramm und histologisches Bild normaler und pathologisch veränderter Lymphknoten. Fortschr. Röntgenstr. **104**, 752—758 (1966).

Ölsner, Ludwig: Anatomische Untersuchungen über die Lymphwege der Brust mit Bezug auf die Ausbreitung des Mammakarzinoms. Arch. klin. Chir. **64**, 134—158 (1901).

Papp, M. & Jellinek, H.: Über den Zusammenhang zwischen Erkrankungen der peripheren Venen und Lymphgefäße. Acta. med. Acad. Sci. hung. **18**, 434—440 (1962).

PARKER, J. M.: The prevention of lymphedema of the upper extremity after radical mastectomy. A preliminary report. Amer. Surg. **17**, 849 bis 852 (1951).

PETERFFY, P., J. KREBS, A. KERCKES, K. OLOSZ, J. MEZEY & A. PETERFFY: Über Ergebnisse der chirurgischen und Röntgenbehandlung des Brustkrebses. Zbl. Chir. **92**, 65—70 (1967).

PRAT, P. P. & M. ABBES: Preoperative lymphography as a guide to lymph node dissection. Cancer **17**, 850—861 (1964).

PRESSMAN, J. J., M. B. SIMON & J. MILLER: Passage of fluids, cells, and bacteria via direct communications between lymphnodes and veins. Surg. Gynec. Obstet. **115**, 207—214 (1962).

RANVIER, L.: Morphology et d'eveloppement des vaisseaux lymphatiques chez les mammifères. Arch. Anat. micr. (Paris) **1**, 69—86 (1897).

REICHERT, F. L.: The regeneration of the lymphatics. Arch. Surg. **13**, 871 bis 880 (1926).

REICHLE, R.: Das Mammakarzinom in heutiger Sicht. Münch. med. Wschr. **110**, 1679—1686 (1968).

REIFENSTUHL, G.: Das Lymphknotenproblem beim carcinoma colli uteri und die Lymphirradiatio pelvis. Urban und Schwarzenberg, München-Berlin-Wien 1967.

RENDALL, M. & D. H. PATEY: Efficiency of acillary clearence in operations for carcinoma of the breast. Lymphangiographic observations. Brit. J. Surg. **52**, 565—568 (1965).

ROO, DE, T.: Lymphographie des Armes. J. belge radiol. **47**, 58—73 (1964).

ROO, DE, T.: The value of lymphography in Lymphedema. Surg. Gynec. Obstet. **124**, 755—765. (1967).

ROUVIÈRE, H. & G. VALETTE: Physiologie du systeme lymphatique. Masson & Cie., Paris 1937.

RÜTTIMANN, A.: Die Lymphographie, in: Ergebnisse der med. Strahlenforschung, Neue Folge Bd. I. Thieme, Stuttgart 1964.

RÜTTIMANN, A.: Periphere Zirkulationsstörungen des Lymphsystems. Internist **6**, 262—266 (1965).

RUSZNYAK, J., FÖLDI, M. & G. SZABO: Phsiologie und Pathologie des Lymphkreislaufes. Fischer, Jena 1957.

RUSZNYAK, J., M. FÖLDI & G. SZABO: Lymphatics and lymph circulation. Physiology and Pathology. Pergamon Press, London 1967.

SABIN, F.: On the development of the superficial lymphatics in the skin of the pig. Amer. J. Anat. **3**, 183 bis 185 (1904).

SCHAFFER, B., P. R. KOEHLER, C. R. DANIEL, G. T. WOHL, E. RIVERA, W. A. MEYERS & J. F. SKELLEY: A critical evaluation of lymphangiography. Radiology **80**, 917—930 (1963).

SCHERER, E. & J. HALAMA: Beitrag zur radiologischen Brustkrebstheraie mit einem Telecaesiumgerät. Fortschr. Röntgenstr. **105**, 331—339 (1967).

SCHNEIDER, J., N. SIMON, Ö. T. ZOLTAN & M. FÖLDI: Veränderungen in der Haut des Halses beim Hunde nach Unterbindung der Lymphbahnen. Arch. klin. exp. dermatol. **232**, 367—372 (1968).

SCHULTZ-BRAUNS, O.: Die Geschwülste der Brustdrüse. In: O. LUBARSCH & F. HENKE, Handbuch der speziellen pathologischen Anatomie und Histologie. Bd. VII. Springer, Berlin 1933.

SIEBER, Fr.: Möglichkeiten und Grenzen der Lymphographischen Diagnostik. Radiol. diag. (Berlin) **6**, 421 bis 430 (1965).

SIGEL, M. E. & U. P. FISCH: Lymphographic study of the effect of surgery on cervical lymph flow. Pract. otorhino-laryng. **27**, 1—7 (1965).

SHEEHAN, R., M. HRESHCHYSHYN, R. K. LIN & F. F. LESSMANN: Use of lymphography as diagnostic method. Radiology **76**, 47—53 (1961).

SHERMAN, J. O. & P. H. O'BRIEN: Effect of ionizing irradiation on normal lymphatic vessels and lymph nodes. Cancer **20,** 1851—1858 (1967).

SKIBARTA, H. R., P. MCLEAN, J. L. VEZINA, F. G. INGLIS & E. J. TABAH: Axillary lymphography in carcinoma of the breast. Surgery **60,** 329—335 (1966).

SOBOTTA-BECHER: Atlas der deskriptiven Anatomie des Menschen. Bd. 3, 14. Aufl. Urban und Schwarzenberg, München-Berlin-Wien 1958.

SONNELAND, J.: Postmastectomy Edema of the arm. Western J. Surg. Obst. a. Gyn. **70,** 230—234 (1962).

STARLING, E. H.: The fluids of the body. Constable, London 1908.

TAENZER, V. & K. VESSAL: Das primäre Lymphödem. Fortschr. Röntgenstr. **108,** 749—758 (1968).

TAGLIAFERRO, A., L. ROSSI, J. DONITI & P. BOBBIO: Modificazioni della circolazione linfatica dell'arto superiore dopo mastectomia con svuotamento del cavo ascellare. Minerva chir. (Torino) **18,** 505—507 (1963).

THREEFOOT, S. A., W. T. KENT & B. F. HATCHETT: Lymphaticovenoes and lympaticolymphatic communications demonstrated by plastic corrosion models of rats and by postmortem lymphangiographie in man. J. lab. clin. Med. **61,** 9—22 (1963).

TJERNBERG, B.: Lymphographie: Technik und diagnostische Möglichkeiten bei Entzündungen und Karzinommetastasen. In: B. RAJEWSKI, IXth intern. Congr. Radiol. 1969 in München I, 404—408 (1962).

TJERNBERG, B.: Lymphography. Acta. radiol. (Stockholm) Supp. **214** (1962).

TÖRÖK, v., G. & E. WITTELSHÖFER: Zur Statistik des Mammakarzinoms. Arch. klin. Chir. **25,** 873—886 (1880).

TOTI, A., M. FABI & N. DE BELLIS: La linfografia nel linfedema dell'arto superiore consequente alla mastectomia. Nunt. radiol. (Firenze) **27,** 205 bis 218 (1961).

TSANGARIS, N. T. & C. V. YUTZY: A lymphangiographic study of postmastectomy lymphedema. Surg. Gyn. Obstet. **123,** 1228—1232 (1966).

TURNER-WARWICK, R. T.: The lymphatics of the breast. Brit. J. Surg. **46,** 574—583 (1958).

VIAMONTE, M., D. ALTMAN, R. PARKS, E. BLUM, M. BEVILACQUA & L. RECHER: Radiographic-pathologic correlation in the interpretation of lymphangioadenograms. Radiology **80,** 903—916 (1963).

VIETEN, H.: Leistungen der Strahlentherapie beim Mammakarzinom. Hessisches Ärzteblatt 28, Heft 10 (1967).

VOGT-HOERNER, G. & G. CONTESSO: Lokalisation anatomique du premier ganglion axillaire métastatique de cancer du sein. J. Chir. (Paris) **86,** 37—48 (1963).

WALLACE, S., L. JACKSON, G. D. DODD & R. R. GREENING: Lymphatic dynamics in certain abnormal states. Amer. J. Roentgenol. **91,** 1187—1196 (1964).

WALLACE S., L. JACKSON, B. SCHAFFER, J. GOULD, R. GREENING, A. WEISS & S. KRAMER: Lymphangiograms their diagnostic and therapeutic potential. Radiology **76,** 179—199 (1961).

WALTMAN, C. A.: Results of treatment of cancer of the female breast in a community general hospital. Cancer **20,** 1056—1959 (1967).

WATSON, T. A., A. F. BOND & A. J. PHILLIPS: Swelling and dysfunction of the upper limb following radical mastectomy. Surg. Gynec. Obstet. **116,** 99—107, (1963).

WEILL, F.: La Lymphographie. France med. **30,** 349—353 (1967).

WEISSLEDER, H.: Technik und Ergebnisse der Lymphangioadenographie. Röntgenbl. **16,** 289—296 (1963).

WEISSLEDER, H. & P. OBRECHT: Diagnostische Probleme bei der Lymphangioadenographie. Fortschr. Röntgenstr. **100,** 81—89 (1964).

YOFFEY, J. M. & F. C. COURTICE: Lymphatics, lymph and lymphoid tissue. Univ. Press Harvard Cambridge, Mass. 1956.

ZEIDMAN, J. & J. M. BUSS: Experimental studies on the spread of cancer in the lymphatic system I. Effectiveness of the lymph node as a barrier to the passage of embolic tumor cells. Cancer Res. **14**, 403—405 (1954).

ZIEMAN, St. A.: Das Lymphödem. Hippokrates Stuttgart 1964.

MIX
Papier | Fördert gute Waldnutzung
FSC® C083411

Zeitfracht Medien GmbH
Ferdinand-Jühlke-Straße 7
99095 Erfurt, Deutschland
produktsicherheit@kolibri360.de